Technik der Verbandstoffherstellung

Von

August Lohmann

öffentlich bestellter vereid. Sachverständiger für Verbandstoffe
im Bezirk der Industrie- und Handelskammer Berlin

Mit 52 Abbildungen

Springer-Verlag Berlin Heidelberg GmbH

1939

Vorwort.

Das vorliegende Buch ist nicht das Geistesprodukt eines Gelehrten, sondern das schlichte Bekenntnis eines Fabrikanten zu seiner Lebensarbeit. Dieses Leben war ausgefüllt mit Arbeit, Mühe und Sorgen, aber köstlich im Sinne des Bibelwortes.

Dies Buch ist gewidmet den Fachgenossen, von denen jeder an seiner Stelle eine Aufgabe zu erfüllen hat, genau so wie ich meine Arbeit von Anfang an als Aufgabe im Dienst an der Volksgemeinschaft aufgefaßt habe.

Sechzehnjährig trat ich als Lehrling in die väterliche Steppdecken- und Wattenfabrik in Godesberg a. Rhein ein, die mein Vater mit einem Teilhaber betrieb. Wurden mir vom Vater kaufmännische Korrektheit und kaufmännisches Wissen beigebracht, so verdanke ich seinem Teilhaber das erste Wissen um die Verbandwatte-Herstellung. Mit fanatischem Eifer mühte sich dieser Teilhaber, den offenbar nicht lohnenden Steppdeckenbetrieb auf Verbandwatte- und Verbandstoff-Herstellung umzustellen, und da dies alles für ihn Neuland war, mußte er sich von Zeit zu Zeit bei der sächsischen Verbandwatte-Industrie Informationen holen. Nach seiner Rückkehr machte er immer neue Versuche, das Wesen der Baumwoll-Entfettung zu erfassen, und stellte u. a. einen großen Holzbottich auf, worin er das nach Angabe der Sachsen zu kalkhaltige Wasser entkalkte, um es dann in einem anderen offenen Holzbottich unter Zusatz von Soda zum Kochen von Baumwolle zu benutzen. Natürlich waren diese Bemühungen nur gelegentlich mit etwas Erfolg gekrönt, und so entschloß man sich, einen eisernen Kochkessel aufzustellen, in dem die Baumwolle unter Druck gekocht werden konnte.

Während dieser Zeit trennten sich die beiden Teilhaber, nachdem der Steppdeckenbetrieb ausverkauft war, und mir, als Neunzehnjährigem, fiel die Leitung des Fabrikbetriebes zu. Ich sehe es jetzt als einen Glücksumstand an, daß bald darauf der primitive Kochkessel explodierte, und daß die Behörden für die Aufstellung eines neuen ganz genaue Vorschriften machten. So kam ich endlich in die Lage, mir nach und nach ein zuverlässiges Entfettungsverfahren auszuarbeiten, das ja die Grundlage der Verbandwatte-Herstellung ist. Die Verbandwatte fiel von diesem Zeitpunkt an gleichmäßig gut aus, und ich konnte bei sorgfältiger Überwachung aller übrigen Fabrikationsstadien recht bald eine erhebliche Steigerung des Absatzes feststellen.

Von 1892—93 mußte ich meiner militärischen Dienstpflicht genügen, und als ich heimkehrte, machten die Verhältnisse es nötig, daß ich das elterliche Geschäft selbständig übernahm.

Mit doppeltem Eifer widmete ich mich der vertrauten Arbeit, unterstützt von meinem gleichaltrigen Meister Johann Thelen, dessen ich an dieser Stelle mit besonderem Dank gedenke. Als Heizerlehrling eingetreten, faßte er alle Arbeiten mit Eifer und Geschick an, und war bald ein unentbehrliches Faktotum. Besonders bei der Kontrolle der Bleichvorgänge unterstützte er mich außerordentlich, und so gewöhnte ich mich, alle Änderungen und Verbesserungen mit diesem treuen und klugen Manne zu besprechen. Mit gleicher Freude und gleichem Stolz wie ich, begrüßte er die Aufstellung einer elektrolytischen Bleichanlage, der ersten Anlage dieser Art in Deutschland, wurde doch dadurch ein wesentlich besseres Fabrikat erzielt.

Es war selbstverständlich, daß ich mit Meister Thelen auch die Pläne einer neuen großen Fabrikanlage in Fahr am Rhein besprach, als ein Weiterarbeiten in den alten Gebäuden unmöglich geworden war. Gemeinsam haben wir alle Einzelheiten besprochen, und so konnten denn 1899 die neuen Anlagen in Benutzung genommen werden. Mit neuen, ganz modernen Maschinen, ließen sich weitere Verbesserungen erzielen. Unser Feld wurde die Welt.

1908 verließ ich Fahr und übernahm die Berliner Filiale. Von 1913 bis 1918 war ich Vorsitzender des Vereins deutscher Verbandstoff-Fabrikanten und hatte zu Anfang des Krieges Gelegenheit, der Regierung die ersten Unterlagen für die Textil-Rohstoffsicherung Deutschlands geben zu dürfen, woraus sich nachher die Kriegsrohstoff-Abteilung entwickelte. 1917 verkaufte ich mein Geschäft, um einem unerträglichen Konkurrenzkampf ein Ende zu machen, und übernahm im gleichen Jahre die Organisation der deutschen Nesselanbau-Gesellschaft. 1918 gründete ich ein neues Geschäft, welches den Zweck hatte, den Berufsgenossen die zur Fabrikation erforderlichen, mehr oder weniger schwer zu beschaffenden Gegenstände zu liefern, und in dieser Aufgabe stehe ich noch heute. Nebenher befaßte ich mich mit der Beschaffung, Umänderung und Verbesserung von Verbandstoff-Maschinen, und diesen Zweig baute mein späterer Teilhaber Gabriel Weber so hervorragend aus, daß unsere Maschinen heute führend sind und zum Teil Aufnahme in dieses Buch gefunden haben.

Seit 1934 bin ich vereidigter Sachverständiger für Verbandstoffe bei der Industrie- und Handelskammer in Berlin. Von 1926 bis 1930 leitete ich im Rahmen des Fachnormenausschusses Krankenhaus die Deutsche Verbandstoff-Normung. Hier konnte ich meine Ideen, die ich schon während des Krieges propagiert hatte, durchführen, und freue mich, daß diese nun feste Gestalt gewonnen haben. Zu dem von mir damals betriebenen fachlichen Zusammenschluß der deutschen, österreichischen und ungarischen Verbandstoff-Fabriken haben es die Verhältnisse leider nicht kommen lassen.

Bei allen meinen Arbeiten war mir die Pharmazeutische Zeitung Beraterin und Helferin, ihr verdanke ich hauptsächlich meine pharmazeutischen Kenntnisse, die für die Verbandstoff-Imprägnierung so außerordentlich wichtig sind. In der Pharmazeutischen Zeitung fanden meine gelegentlichen Verbandstoff-Artikel, z. B. über „die Verbandpäckchen der kriegführenden Nationen" u. a. freundliche Aufnahme; ihr an dieser Stelle zu danken, ist mir Pflicht und Freude.

So gehe dieses Buch denn seinen Weg! Es wird, wie manches andere Buch, nicht allen Wünschen entsprechen, und so seien denn Änderungen und Verbesserungen einer etwaigen Neuauflage vorbehalten.

Berlin-Lankwitz, Januar 1939.

August Lohmann.

Inhaltsverzeichnis.

Erster Teil

Die Grundmaterialien und ihre Verarbeitung.

Seit Herausgabe des Buches über „Medizinische Verbandmaterialien" von ZELIS, des ersten Buches, welches die moderne Verbandmittelherstellung zum Gegenstand hatte, haben sich die Anschauungen über das, was man zu den Verbandmitteln rechnen kann, wesentlich verschoben, und wir wissen heute, daß manche Naturprodukte, von denen man damals etwas erwartete, oder über deren Verwertungsmöglichkeiten man sich noch nicht klar war, aus der Reihe der Verbandmittel endgültig ausgeschieden sind und nur noch historischen Wert haben. Es sind dies Torf, Asbest, Sand und Badeschwamm. Auch Moos steht auf dem Aussterbeetat und fristet nur ein kümmerliches Dasein; ein Wiederaufleben des Verbrauches dieses Naturproduktes ist wohl ausgeschlossen und könnte nur noch im Falle des völligen Versagens auf anderen Gebieten in Frage kommen.

An erster Stelle steht, wie damals, die Baumwolle — gossypium —, obwohl ihr durch Zellulose seit einer Reihe von Jahren erfolgreicher Wettbewerb gemacht wird. Jute, Schafwolle, Seide und Leinen spielen eine verhältnismäßig geringe Rolle, sind aber zu gewissen Verbänden wohl nicht zu entbehren und werden voraussichtlich noch lange zum eisernen Bestande der Verbandtechnik zu rechnen sein. Chinagras — Ramie — ist gänzlich als Verbandmaterial verschwunden.

Von der Wiederaufnahme des Gummis als Verbandmaterial ist an dieser Stelle mit Bedacht Abstand genommen, weil Gummiwaren in keiner Weise zur Gruppe der Verbandmittel zu rechnen sind, dagegen darf das verwandte Guttapercha in diesem Zusammenhange nicht unerwähnt bleiben.

Von den übrigen Materialien sei nur noch Katgut erwähnt, während Glaswolle, Glasdrains und Knochendrains als nicht hierhergehörend ausscheiden.

A. Baumwolle.

Es soll an dieser Stelle nur mit wenigen orientierenden Worten von der Gattung „Baumwolle" gesprochen werden, die das Rohmaterial zu den meisten Verbandstoffen liefert, von denen in den nachfolgenden Kapiteln die Rede ist.

Baumwolle ist das Samenhaar der zur Gattung der Malvazeen gehörenden Gossypiumarten, die, ursprünglich in Asien und Amerika heimisch, in fast allen Kulturländern zwischen 40 und 41° nördlicher und dem 30° südlicher Breite verbreitet sind. Die Hauptlieferanten von Baumwolle sind Nordamerika, Indien und Ägypten, und die dort kultivierten Arten sind teils 2—5 m hohe Sträucher, teils krautartige Pflanzen von 1,5—2 m Höhe. Die Früchte sind walnuß- bis apfelgroße, drei- bis fünfklappige Kapseln, aus denen bei der Reife die elastischen Fasern herausquellen. Der Höchstertrag einer Baumwollstaude wird mit $1\frac{1}{4}$ kg angegeben. Die mit den Samenkörnern gepflückte Baumwolle wird an Ort und Stelle zunächst auf der Entkörnungsmaschine von diesen getrennt, worauf die Kerne zur Gewinnung des Baumwollöles ausgepreßt und von den noch anhaftenden Fasern befreit werden. Die hierbei abfallenden Fasern tragen die Bezeichnung „Linters" und werden uns in den noch folgenden Besprechungen weiter beschäftigen.

Für Deutschlands Baumwollindustrie ist Bremen der Haupteinfuhrhafen, und von dort gelangen die hydraulisch gepreßten, mit Bandeisen zusammengehaltenen Ballen mit einem Durchschnittsgewicht von etwa 200 kg pro Ballen an die Orte der Verarbeitung. Spinnereien und Webereien finden wir hauptsächlich im Rheinland und Westfalen, Bayern, Württemberg und dem ehemaligen Königreich Sachsen. Man teilt die verschiedenen Baumwollsorten zunächst nach ihrer Herkunft in die verschiedensten Gruppen ein, z. B. amerikanische, indische, ägyptische, chinesische usw., wobei natürlich jede Hauptgruppe so und soviele Untergruppen hat, die durch das engere Erzeugungsgebiet bestimmt werden. Für alle diese Gruppen bestehen wiederum internationale Einteilungen, denen die Faserlänge als Maßstab gegeben ist (Abb. 1), und man unterscheidet hier z. B. fully good middling, good middling, middling usw. Für Spinnereizwecke, d. h. für bessere und feinere Garne, kommt nur entkernte Rohbaumwolle in Frage, während die bei der Entkernung gewonnenen Abfallfasern, Linters, nur für grobe Gewebe, ferner für Schießbaumwollfabrikation und zur Herstellung billiger Wattesorten Verwendung finden.

Da wir in den weiteren Kapiteln die Verbandstoffe im wesentlichen in zwei Gruppen behandeln, nämlich *Watten* und *Geweben*, ist es zweckmäßig, im Anschluß an die vorausgegangenen Erläuterungen noch das Stadium zu besprechen, welches zwischen dem der Rohbaumwolle und dem der Watten- und Gewebefabrikation liegt. Es ist die Spinnerei.

In der *Spinnerei* wird die Rohbaumwolle zunächst auf dem Öffner von Unreinigkeiten des Produktionsortes: Sand, Samen-, Laub- und Kapselresten befreit und passiert dann die Schlagmaschine, die die Fasern lockert. Auf der Krempel, mit der wir

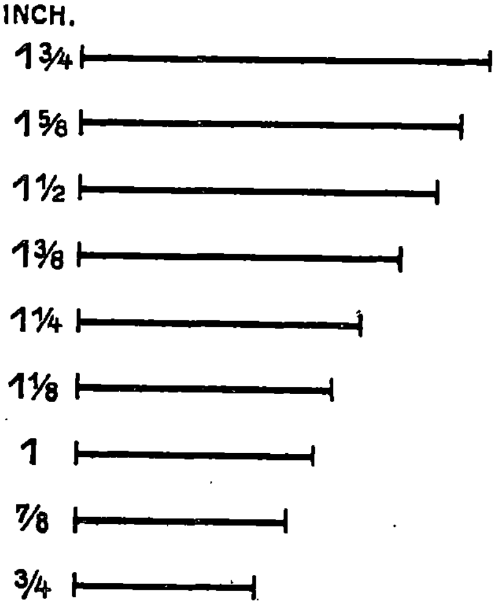

Abb. 1. Schema der in Amerika festgelegten Stapellängen, die im Baumwollhandel Geltung haben. (1 inch = 25,4 mm.)

uns noch bei dem Kapitel „Verbandwatte"-Fabrikation beschäftigen werden, wird die Faser gestreckt und verläßt sie durch „Trichter" und „Drehtopf" als lockeres, ungleichmäßiges Band, welches einem nochmaligen Streckprozeß unterworfen wird, um möglichst alle Ungleichheiten zu beseitigen. Das so gewonnene Band passiert dann die Kämmaschine, die alle kürzeren und rauheren Fasern entfernt; die hierbei entstehenden Abfälle bezeichnet man als „Kämmlinge", einem Ausdruck, dem wir in den folgenden Kapiteln öfters begegnen werden. Durch Drehen des inzwischen immer dünner gewordenen Faserbandes entsteht die „Lunte", die auf dem „Feinspinner" nochmals gestreckt, gedreht und gespult wird, und wir nun das fertige Baumwollgarn vor uns sehen, wie es auch zur Verbandstoffweberei benutzt wird. Alle Garne werden je nach Stärke numeriert, und zwar bezeichnet die Nummer gleichzeitig die Zahl der Strähne, die auf ein englisches Pfund (450 g) gehen.

I. Watten.

1. Verbandwatte.

Die Herstellung guter Verbandwatte war jahrzehntelang das Monopol bestimmter Gebiete Deutschlands, und zwar hauptsächlich des damaligen Königreiches Sachsen. Man schob diese Überlegenheit auf das besonders weiche Wasser Sachsens, und Fachleute, die man damals befragte, hielten es für ausgeschlossen, in anderen Teilen Deutschlands ebenso gute Verbandwatte herzustellen.

Die Entwicklung hat gezeigt, daß man überall gute Verbandwatte herstellen kann, wenn man den Eigenschaften des zu verarbeitenden Materials gebührend Rechnung trägt. Allerdings sind die Baumwollsorten verschieden, und es ist durchaus nicht gesagt, daß man aus jeder Baumwolle gute Verbandwatte herstellen kann, man muß also auch auf diesem Gebiete Erfahrung sammeln, und solange diese nicht vorhanden ist, vorsichtig im Einkauf sein.

Im allgemeinen verwendet man zur Herstellung von Verbandwatten nur *Kämmlinge*, d. h. Abfälle, die beim „Kämmen" in den Spinnereien entstehen, und *Linters*, Abfälle, die beim Entölen der Baumwollkerne gewonnen werden; in letzter Zeit, d. h. seit man sich verbesserter Methoden zur Entkernung der Baumwolle bedient, auch *Rohbaumwolle*. Man bevorzugte und bevorzugt Abfälle, weil diese von Kapsel- und Laubresten fast völlig befreit sind, während diese meist in gewöhnlicher Rohbaumwolle noch mehr oder minder zu finden sind. In den Zeiten regulärer Handelsbeziehungen wurden fast ausschließlich Makkokämmlinge (Abfälle ägyptischer Baumwolle) neben Linters zu Verbandwatte verarbeitet, jetzt, mitten in der Weltwirtschaftskrise, muß der Verbandwattefabrikant, dem die gewohnten Bezugsquellen durch Devisenschwierigkeiten zum großen Teile gesperrt sind, nehmen, was der Markt bietet.

Diese Notzeit hat insofern ihr Gutes, als sie das scheinbare Monopol gewisser Baumwolländer erschüttert und den Nachweis erbracht hat, daß auch in anderen Ländern Baumwolle mit Erfolg gebaut werden kann. Früher deckte Nordamerika den deutschen Bedarf zu etwa 85%, ist aber 1935 auf nur 25% herabgesunken. Dagegen sind Brasilien, Peru, Afrika (Kongostaat, Ost- und Westafrika), die Türkei, Levante und Persien als neue Lieferanten aufgetreten, während Ägypten und vor allem Indien ihre frühere Lieferungsquote wesentlich verbessern konnten.

Nach diesen orientierenden allgemeinen Ausführungen bleibt nur noch übrig zu sagen, daß *Kämmlinge* meist in zwei Sorten verarbeitet werden, nämlich prima von etwa 25—30 mm Faserlänge und secunda von ungefähr 20 mm Länge; beide müssen möglichst knotenfrei sein. *Linters* werden in mancherlei Sorten geliefert; für Verbandwatte kommt hauptsächlich die sog. prima Qualität in Frage, welche 20—25 mm Stapellänge hat, aber bei weitem nicht so knotenfrei ist wie Kämmlinge. Je nach Verwendung des Materials erzielt man bessere oder geringere Verbandwatten.

a) Das Entfetten und Bleichen der Verbandwatte.

Jegliche Baumwollfaser ist mit einer Wachs- und Fettschicht behaftet, die entfernt werden muß, um die für Verbandwatte (und Verbandstoffe allgemein) notwendige Saugfähigkeit zu erzielen und den Bleichprozeß zu ermöglichen.

Das *Entfetten* geht in der Weise vor sich, daß man die Baumwolle in großen, zylindrischen eisernen Kesseln mit kaustischer Soda kocht. Die Kessel sind mit einem so großen Durchmesser zu bauen, daß der oder die den Kessel beschickenden Arbeiter bequem ein- und aussteigen und in freier Bewegung das Rohmaterial nach Bedarf lockern und unter fortwährender Berieselung festtreten können. Ein Kessel für etwa 700 kg Baumwolle hat etwa 2 m Durchmesser bei etwa 2 ½ m Höhe (Abb. 2). Der Deckel wird mittels Flaschenzug gehoben und gesenkt und mittels zahlreichen Schrauben unter Benutzung einer zuverlässigen Gummidichtung dampfdicht verschlossen. Ist die Baumwolle in der angedeuteten Weise eingefüllt, so gießt man die in Wasser durch Kochen aufgelöste kaustische Soda — je nach Art des Materials 2—2 ½ % des Baumwollgewichtes — in das Steigerohr, welches in der Mitte des Kessels aufrecht steht und ungefähr in Höhe des Kesselrandes endet, so daß sie sich am Boden des Kessels sammelt. Ist dies geschehen, so schließt man den Kessel und läßt — bei anfangs zum Zwecke des Luftentweichens geöffnetem Sicherheitsventil — Dampf aus dem Dampferzeuger ein, um das Ventil zu schließen, sobald stärkerer Dampfaustritt anzeigt, daß die Luft entwichen ist. Um das eingefüllte Material restlos und gleichmäßig mit Sodalauge zu durchspülen, bedient man sich einer Zirkulationspumpe, die die Lauge vom Boden des Kessels durch das Steigerohr nach oben schleudert, von wo sie durch die Baumwolle nach unten fließt, um von dort im fortwährenden Kreislauf immer wieder nach oben gepumpt zu werden.

Dieser Vorgang dauert etwa fünf Stunden bei einem Dampfdruck von vier Atmosphären; man stellt die Dampfzufuhr und das Pumpwerk ab und läßt durch Öffnen eines Ventils Dampf und Lauge entweichen. Ist dies geschehen, so werden die Verschlußschrauben gelockert und der Deckel hochgezogen.

Sobald das Material etwas erkaltet ist, wird die oberste, von einer dicken Schlammasse bedeckte Schicht entfernt, damit dieser Schmutz bei dem nun folgenden Wässern nicht von oben nach unten wieder in die eben gereinigte Baumwolle hineingespült wird. Man bedient sich hierzu eines großen fahrbaren Bottichs, der nach Erreichung der nicht mehr beschlammten Schicht zum „Holländer" gefahren wird (Abb. 3). Der Holländer

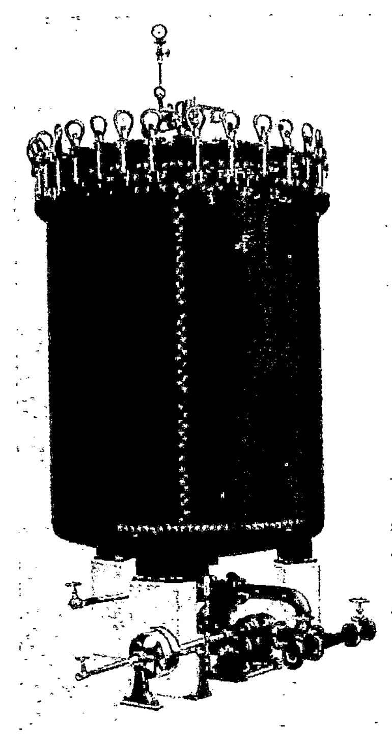

Abb. 2. Baumwollkochkessel. (C. G. Haubold A.-G., Chemnitz.)

ist ein großer ovaler Bottich, in dessen Mitte ein Triebwerk mit zwei großen Gabeln eingebaut ist, mit denen das in klarem Wasser schwimmende Material so lange herumgetrieben wird, bis der Schlamm restlos entfernt ist. Allzu langes Behandeln nach dieser Art ist zu vermeiden, weil das Material sonst strähnig wird, auch ist das Wasser nach Bedarf zu erneuern. Die im Kessel verbliebene schlammfreie Baumwolle wird nun weiter behandelt, und zwar läßt man, um das „Schrecken" des noch kochend heißen

Materials zu vermeiden, aus einem in größerer Höhe befindlichen
Bottich zunächst angewärmtes Wasser von 30—40° C auflaufen,
um nach und nach zu kaltem Wasser überzugehen. Dieses läßt
man solange laufen, bis sich am Auslauf ganz klares Wasser zeigt.

Nun kommt das *Chloren*!

Man wirft — im Kessel stehend — das zu großen Brocken zusammengeballte Material in einen fahrbaren Bottich, den man in

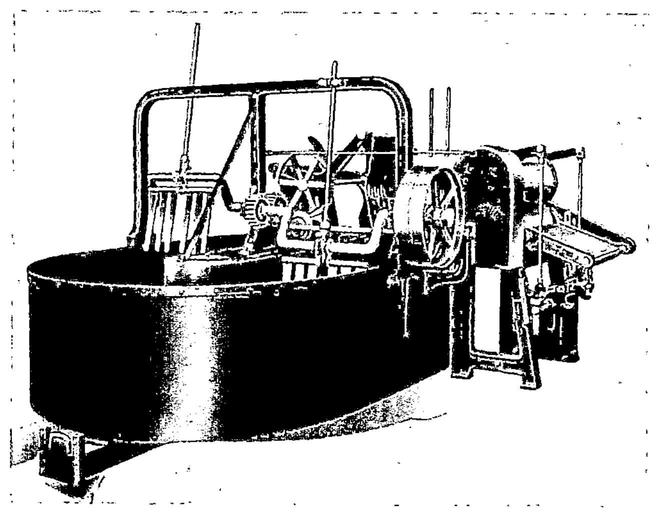

Abb. 3. Holländer (Sächsische Textilmaschinenfabrik vorm. Richard Hartmann, Chemnitz.)

einen zementierten Bottich entleert. Von solchen zementierten
Bottichen baut man sich je nach Größe der Produktion 4—8 Stück
in etwa 1,60 m Höhe bei etwa 2 m Länge und 1,40—1,50 m Breite.
Am Boden sind in Vorder- und Hinterwand Ausrauflöcher anzu-
bringen, das eine für die in einem unterirdisch angelegten Bassin
wieder aufzufangende Chlorlösung, das andere für den Auslauf der
sonstigen Abwässer. Um ein flottes Ablaufen des Wassers zu erreichen, empfiehlt es sich, den Boden der Bassins mit gehobelten
Lattenrosten zu bedecken. Diese dürfen nicht genagelt sein, sondern müssen durch Holzpeile zusammengehalten werden.

Die Chlorlösung wird meist aus gewöhnlichem Chlorkalk gewonnen, den man in einem zementierten Bottich durch eine dem
Bedarf entsprechende Wassermenge unter starkem Rühren auf-

löst. Nach dem Rühren muß die Lösung solange stehen, bis sich aller Kalk gesetzt hat und die Lösung vollkommen klar erscheint. Der Chlorgehalt soll — je nach Art des Materials $\pm$ 2° Beaumé betragen und ist jedesmal genau zu ermitteln.

Weit besser ist nach der Erfahrung des Verfassers, der die erste elektrolytische Baumwollbleiche Deutschlands einrichtete, das

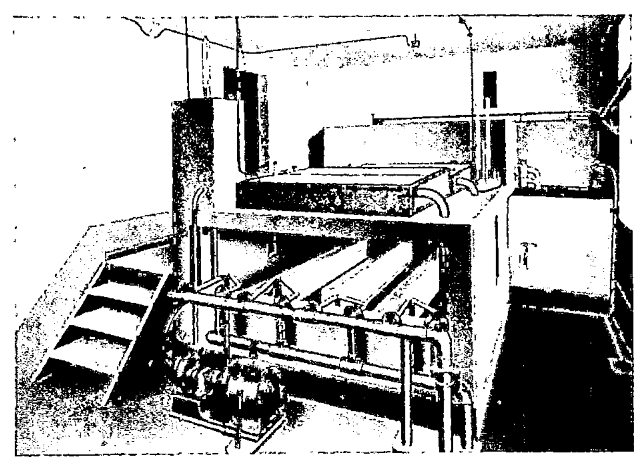

Abb. 4. Elektrolyser. (Siemens & Halske, A.-G., Berlin.)

elektrolytische Verfahren, weil dieses eine absolut reine, von Kalkpartikelchen freie Chlorlösung garantiert.

Der hier abgebildete Elektrolyser (Abb. 4) zersetzt Kochsalzlösung so, daß eine einwandfreie Chlorlösung gewonnen wird, die man nur durch Zufuhr klaren Wassers auf den erforderlichen Beaumégehalt zu bringen braucht, ohne befürchten zu müssen, daß durch unzeitiges Aufrühren Kalkteilchen in Bewegung gerieten und die zu bleichende Baumwolle schädigten.

Ist eine dem Bedarf entsprechende Chlormenge mit richtigem Gehalt vorhanden, so pumpt man sie mittels Zirkulationspumpe auf die gefüllten Zementbottiche, nachdem man einen Auslauf verschlossen, und läßt die gebrauchte Lösung wieder durch den anderen Auslauf in das unterirdische Bassin zurücklaufen.

Sobald die Chlorlösung restlos abgelaufen ist — man tut gut, die verschiedenen Manipulationen nicht zu übereilen — läßt man aus einem überhöht stehenden Bottich Schwefelsäurelösung von

etwa ½° Beaumé über die gechlorte Baumwolle laufen, und zwar
in einer Menge, die etwa dem Kubikinhalt des Baumwollbottichs
entspricht (bei teilweiser Füllung entsprechend weniger!). Auch
nach Ablauf der Säurelösung wartet man kurze Zeit, um die
Lösung besser wirken zu lassen, und wässert dann gründlich mit
klarem Wasser, um die Säurerückstände restlos zu entfernen.
Dieses Wässern ist erst beendet, wenn eine Probe
mit Lakmuspapier am Auslauf den unzweideutigen
Beweis erbringt, daß keine Säure mehr vorhanden ist.

Nach dem Chloren und Säuren folgt das *Seifen*!

Man wirft die inzwischen etwas abgetrocknete
Baumwolle nun aus dem Chlorbottich in einen fahrbaren Holzbottich, be-
fördert sie zur Zentri-
fuge und befreit sie
dort von zu starkem
Wassergehalt.

Die Größe und An-
zahl der Zentrifugen
richtet sich naturge-
mäß nach dem Um-
fange der Produktion,
man kann aber als
Richtschnur gelten las-
sen, daß für die Ver-
arbeitung von 400 bis
500 kg Baumwolle min-
destens eine Zentrifuge

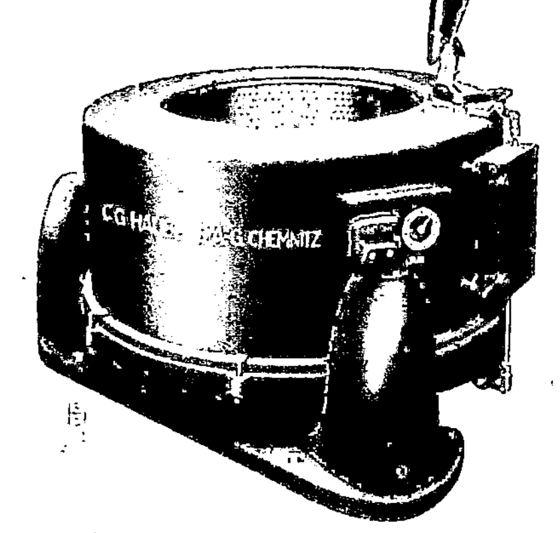

Abb. 5. Zentrifuge. (C. G. Haubold A.-G., Chemnitz.)

mit einem Kesseldurchmesser von etwa 100 cm erforderlich ist.
Die Bauart der Zentrifugen ist aus obenstehender Abb. 5 ersicht-
lich.

Nach dem Zentrifugieren ladet man die Baumwolle wieder in
den fahrbaren Bottich, achtet aber darauf, daß sich unter den
Baumwollklumpen keine Hohlräume oder Rinnen bilden, durch die
die Seifenlösung ungenützt ablaufen könnte. (Derselbe Gesichts-
punkt ist auch beim Hineinwerfen in den Chlorbottich zu beachten!)

Inzwischen ist in einem erhöht feststehenden Holzbottich eine
Seifenlauge aus bester Kernseife angesetzt und durch Dampf er-

hitzt worden, die nun durch einen Schlauch auf die in dem fahrbaren Bottich befindliche Baumwolle ausfließt. Die Größe des
Laugenbottichs muß ungefähr der des fahrbaren Bottichs entsprechen; die Seifenlauge soll kräftig sein, ähnlich wie bei Hauswäsche üblich. Die erst abfließende gebrauchte Lauge sieht
schmutzig aus und geht als Abwasser ab, sobald sie aber weiß
herauskommt, fängt man sie wieder auf und schöpft sie mit Eimern
in den Laugenbottich, um sie dort, entsprechend aufgefüllt, für das

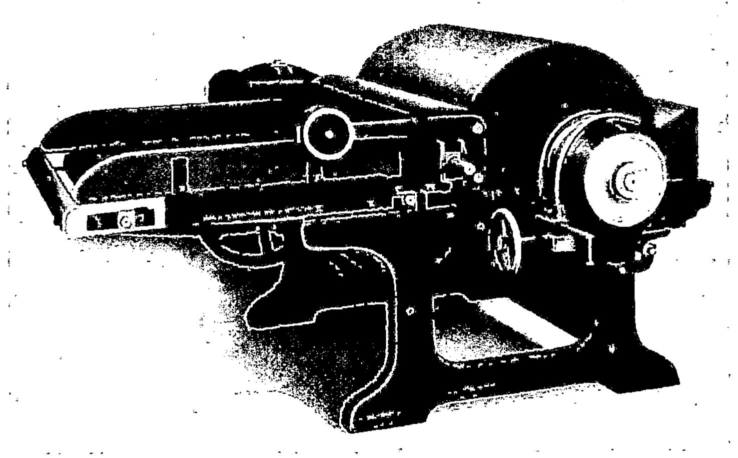

Abb. 6. Naßwolf. (Sächs. Textilmaschinenfabrik vorm. Richard Hartmann, Chemnitz.)

nächste Seifenbad zu benutzen. Vor allem benutzt man dazu auch
das auf das Seifenbad folgende Heißwasserbad, welches aus besonderem Bottich der Seifenlauge folgt und den Zweck hat, die
Seifenrückstände restlos zu entfernen. Man tut gut, auch hier mit
Lackmuspapier die Probe auf Alkalien zu machen!

Man läßt nun die Baumwolle gut abtropfen und kommt damit
zum „letzten Bad".

Um dieses „letzte Bad" hat jahrzehntelang ein geheimnisvoller
Schleier gelegen, und auch jetzt hat wohl noch jede Fabrik ihr
kleines Geheimnis, welches ihrem Fabrikat ein eigenes Gepräge gibt.

Es kann nicht der Zweck dieses Buches sein, der heimischen
Verbandwatteindustrie zu schaden, es sei deshalb nur folgendes
gesagt:

Das sog. letzte Bad hat den Zweck, die Baumwolle für den Krempelprozeß geeigneter zu machen, damit sie nämlich beim Krempeln nicht flattert, wie es säurefreie Verbandwatte meist tut, sondern in glattem Flor von der Vortrommel abgehackt werden kann. Außerdem ruft ein geringer Zusatz von Säure oder gewissen mineralischen Salzen das sog. „Knirschen" der Verbandwatte hervor. An Hand dieser Hinweise wird sich der aufmerksame Leser selbst etwas ausprobieren und sich damit ein eigenes Fabrikgeheimnis schaffen. Ein etwaiger Zusatz muß so gering sein, daß er mit Lackmuspapier nicht oder kaum nachweisbar ist.

Damit ist der Entfettungs- und Bleichprozeß abgeschlossen, die Baumwolle wird nochmals zentrifugiert, und wir folgen dann dem fahrbaren Bottich zum Naßwolf, dem das noch nasse Gut zum Auflockern übergeben wird.

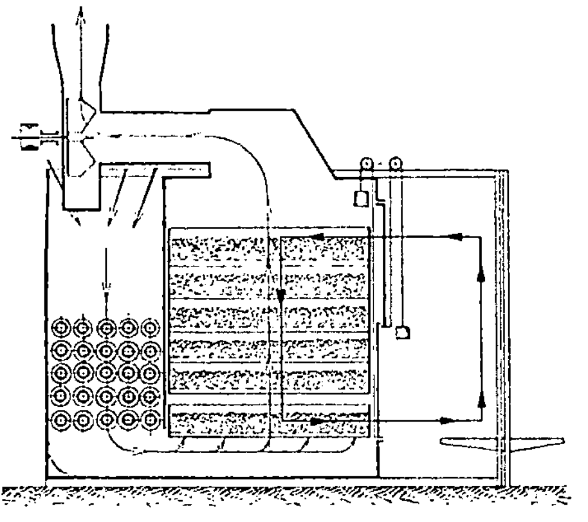

Abb. 7. Trockenapparat. (Benno Schilde A.-G., Hersfeld.)

Die aus dem Bleichprozeß kommende Baumwolle zeigt sich uns als große Fladen, die zu trocknen viel zu viel Zeit und Dampf kosten würde.

Der hier abgebildete Naßwolf (Abb. 6) zupft die Fladen auseinander, so daß wir sie als leichte Flocken dem Trockenapparat übergeben können.

Der Trockenapparat in Abb. 7 besteht aus einer gewissen Anzahl großer Schiebekasten mit durchlochten Böden, durch die ein Ventilator erhitzte Luft saugt, so daß die Feuchtigkeit schnell abgesogen, und die Baumwolle in so kurzer Zeit trocken wird, wie es der übrige Fabrikationsgang erfordert. Wird die trockene Watte dem Trockenapparat entnommen, so haben wir zum erstenmal Verbandwatte, entfettet und gebleicht, wenn auch noch nicht kardiert, vor uns, und der gewissenhafte Bleichmeister läßt es sich nicht nehmen, schon an dieser Stelle Versuche auf Saugfähigkeit usw. anzustellen.

b) Der Krempelprozeß.

Für die Verbandwattefabrikation ist es von wesentlicher Bedeutung, daß die gebleichte und getrocknete Watte längere Zeit
— im Durchschnitt 8—14 Tage — ablagert. Watte, die aus frisch
getrocknetem Material gekrempelt wird, flattert auf den Maschinen
und die Gefahr der Knötchenbildung ist außerordentlich groß. So
sehen wir, daß man die gebleichte Baumwolle aus den Trocken-

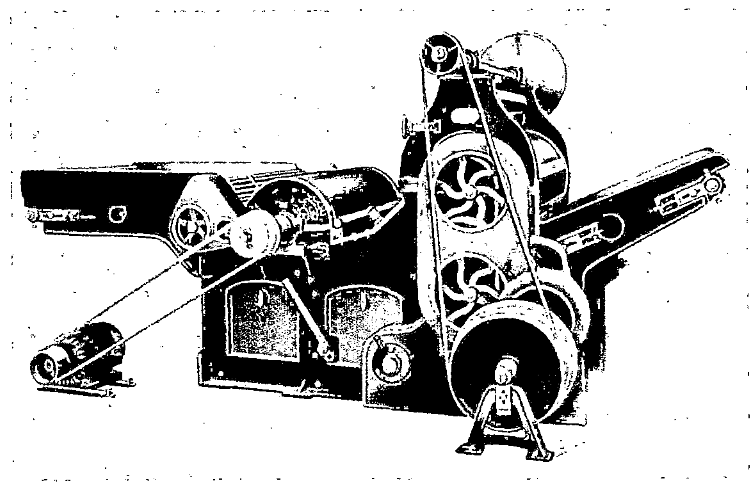

Abb. 8. Schlagmaschine. (Sächs. Textilmaschinenfabrik voim. Richard Hartmann,
Chemnitz.)

kästen in staubdichte Segeltuchsäcke packt und in einem besonderen Lagerraum verstaut. Hier liegen die verschiedenen Sorten, also prima und sekunda-Kämmlinge sowie Linters, gut getrennt in großen Haufen, um nach Bedarf in den benachbarten
Schlagmaschinenraum gebracht zu werden.

Die hier abgebildete Schlagmaschine (Abb. 8) lockert mittels
eines Schlägers, der mit scharfkantigen Flacheisen versehen ist, das
Material auf. Die gebleichte Baumwolle wird auf ein um zwei
Walzen laufendes Tuch, das mit Holzstäben montiert ist, gelegt,
und wird von diesem zu den Einlaßwalzen geführt, die sie an den
Schläger bringen. Die Schnelligkeit von Zuführungswalzen und
Schläger ist so abgestimmt, daß die Baumwolle gelockert, die Faser
aber nicht zerrissen wird. Am andern Ende der Maschine befindet

sich wieder ein Lattentuch, welches das gelockerte Material weiterführt, damit es in großen Körben für den Krempelsaal eingefüllt wird. Die beim Schlagen entstehende starke Luftbewegung findet ihren Ausgang in einem Kanal, in den gleichzeitig Staub und sonstige Unreinheiten entweichen.

Ganz allgemein sei wegen der Schlagmaschine gesagt, daß sie unter Umständen auch durch den Crightonöffner, der auch auf S. 23 erwähnt wird, ersetzt werden kann. Es hängt selbstverständ-

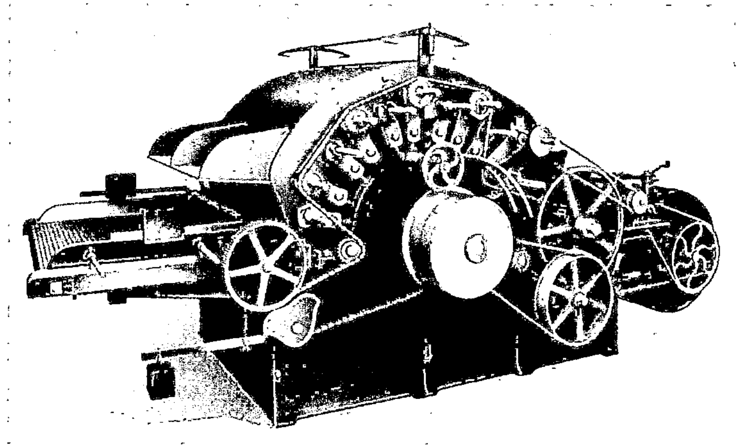

Abb. 9. Wattekrempel zum Auflegen mit der Hand. (Sächs. Textilmaschinenfabrik vorm. Richard Hartmann, Chemnitz.)

lich immer vom Umfange der Produktion ab, ob man Schlagmaschine oder Crightonöffner oder beide aufstellen soll. Hierüber läßt man sich am besten von der Maschinenfabrik beraten. Man reinigt ja nicht mehr die Baumwolle vor dem Bleichprozeß, wie es früher hie und da üblich war, man lockert sie nur in rohem Zustande zur Herstellung von Spitalwatte (siehe diese!) und muß die gebleichte Baumwolle vor dem Krempeln lockern, weil sie sich sonst schlecht verarbeiten läßt. Ob man nun für beide Arbeitsgänge ein und dieselbe Maschine benutzen kann, hängt, wie schon gesagt, vom Arbeitsprogramm ab, jedenfalls muß in solchen Fällen stets eine gründliche Reinigung der Maschine vor und nach dem Materialwechsel stattfinden. In Zweifelsfällen ziehe man vor derartigen Anschaffungen die Maschinenfabrik zu Rate.

Nun ist die Verbandwatte für den *Krempelprozeß* vorbereitet. Ehe wir der weiteren Verarbeitung bis zum fertigen Verbandwattevließ folgen, ein Wort über die Krempeln.

Es gibt Krempeln mit automatischer Materialzufuhr und solche, bei denen das Material mit der Hand aufgelegt wird (Abb. 9). Das letztere Verfahren hat den Vorteil größerer Mannigfaltigkeit in der Materialzusammensetzung, denn so fein, wie man bei der Arbeit von Hand differenzieren kann, ist es bei automatischer Zufuhr nicht zu machen.

Das meist übliche Handverfahren ist so, daß man erst in der ganzen Maschinenbreite eine gewisse Menge guten Materials vorlaufen, dann die vorgesehene Menge geringen Materials folgen läßt und mit der gleichen Menge guten Materials wie zu Anfang Schluß macht, so daß sich das fertigwerdende Wattevließ beispielsweise zusammensetzt aus:

250 g Kämmlinge,

500 g Linters,

250 g Kämmlinge.

Eine so hergestellte Verbandwatte bezeichnet man als „Deckwatte", weil die innere größere und geringere Materialschicht oben und unten durch gutes Material *gedeckt* ist, so daß die Ware jedem, der sie nicht fachmännisch zu untersuchen versteht, als gut erscheint.

Je nachdem, wie man nun die Materialien mischt, kann man den Einstandspreis nach oben oder unten beeinflussen, und die Gefahr liegt nahe, daß unzuverlässige Fabrikanten etwaige Zugeständnisse im Preise durch Änderung der Materialmischung wieder ausgleichen. Das erklärt auch die Unzahl von Qualitäten, die man vor der *Normung* hatte, und erst durch die Normung sind wir zu wenigen feststehenden Qualitäten gekommen.

Die Verwendung *automatischer Auflegeapparate* setzt ein gleichmäßiges Material voraus, welches ununterbrochen der Krempel zugeführt werden kann (Abb. 10). Diese Apparate sind mit einer Wiegevorrichtung versehen, in welche die Baumwolle wie in eine Waagschale flockenweise hineinfällt, bis das vorgeschriebene Gewicht erreicht ist. Dann öffnet sich die Wiegevorrichtung automatisch, und das abgewogene Material fällt auf den Zufuhrtisch der Krempel, um von den Zuführwalzen ergriffen zu werden, genau wie beim Auflegen von Hand.

Der Hauptbestandteil der vorstehend abgebildeten zwei Krempelarten ist der Tambour, eine trommelförmige Walze von 105 cm Durchmesser und 100—140 cm Arbeitsbreite. Um die obere Hälfte des Tambours bewegen sich in Richtung nach vorn vier Walzenpaare mit dem Zweck, das von den Einführungswalzen der Reißwalze zugeführte und von dieser an den Tambour weitergegebene Material so zu strecken und parallel zu legen, daß es hinten als gleichmäßiger Schleier oder Flor heraustritt.

Zu diesem Zwecke sind Tambour und Walzen — auch der Abnehmer, von dem später die Rede sein wird — mit feindrähtigen Beschlägen versehen, die in ihrer Feinheit aufeinander abgestimmt und stets fein geschliffen sein müssen.

Die erwähnten vier Walzenpaare sind aus je einer kleinen und großen Walze zusammengesetzt, die man als Arbeits- und Wendewalzen oder kürzer: Arbeiter und Wender bezeichnet. Die Arbeiter berühren in ganz geringem, genau abgestimmten Abstand den in beständiger Drehung befindlichen Tambour und nehmen ihm die auf ihm haftenden Baumwollfasern

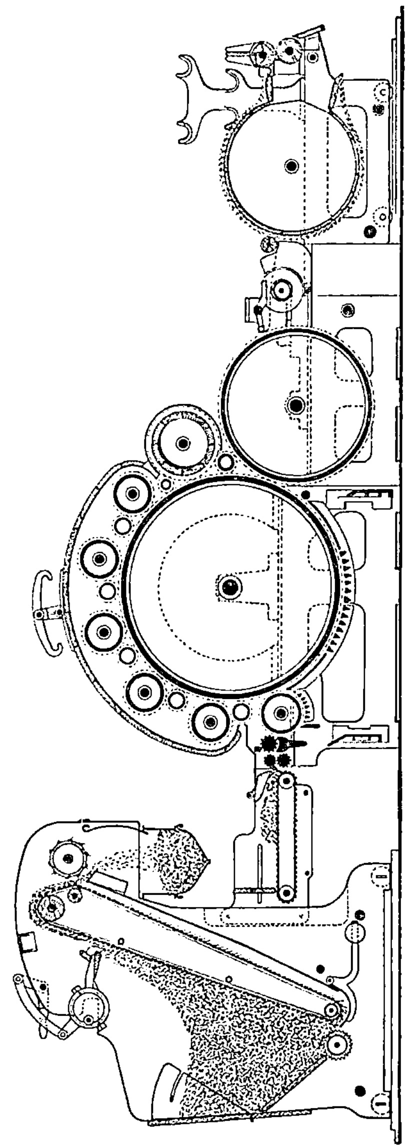

Abb. 10. Wattekrempel mit automatischer Materialzufuhr. (Sächsische Textilmaschinenfabrik vorm. Richard Hartmann, Chemnitz.)

ab, um sie den anschließenden, ebenfalls schnell laufenden Wendern zu übergeben. Diese „wenden" also das Material, das sowohl durch die Abnahme der Arbeiter vom Tambour, wie die Weitergabe an die Wender gestreckt und parallel geordnet wird. Dieser Vorgang wiederholt sich fünfmal. Dann greift der Volant mit seinen 2,4 cm langen Nadeln in den Tambour ein, und da er schneller läuft als der Tambour, hebt er die Fasern aus dem Beschlag des Tambours heraus. Der untere Volantputzwender legt die von dem Volant herausgegebenen Fasern dann gleichmäßig an den Tambour an, damit sie dem Abnehmer (Peigneur) in Form eines Flores zugeführt werden. Der Abnehmer hat eine langsamere Bewegung als der Tambour, wodurch die Abnahme des Flores möglich wird.

Während die Krempel oben völlig durch eine (aufklappbare!) Haube verdeckt ist, um Materialverlust und Stauben zu vermeiden, arbeitet der Abnehmer etwa zur Hälfte ohne Haube. Dieser ist mit einer „Hacker" genannten Einrichtung versehen, die so auf den Abnehmer eingestellt ist, daß sie das an diesem haftende Material in Form eines Schleiers oder Flores „abhackt"; ein Scheiben-Vließteiler sorgt für Trennung des Flors in der Mitte der Arbeitsbreite.

Hinter diesem ganzen System von großen und kleinen Walzen bewegt sich nun eine mit Filzstreifen benagelte Holztrommel, die den vom Abnehmer kommenden Flor übernimmt, der an den in Abständen angebrachten Filzstreifen haftet. Durch das beständige Drehen der Holztrommel legt sich Flor auf Flor, bis nach einiger Zeit das Vließ die verlangte Dicke bzw. Schwere erreicht hat.

Zu diesem Zwecke muß das Material der Wattekrempel in bestimmten Mengen abgewogen zugeführt werden. Sobald der Flor, der die Krempel verläßt, dünner wird, damit also anzeigt, daß das abgewogene Quantum aufgearbeitet ist, stellt die Bedienung mittels eines Hebels die Krempelzuführung ab, setzt damit gleichzeitig die Arbeiter und den Abnehmer außer Betrieb, und die Materiallieferung hört auf. Die Pelztrommel, die ihren Antrieb vom Abnehmer erhält, bleibt dadurch gleichfalls stehen, und die Arbeiterin kann das erzeugte Wattevließ abnehmen. Sie fährt mit der Hand zwischen Pelztrommel und Vließ, reißt dasselbe auf, schlägt das Ende dreieckig um und rollt das Vließ auf, nicht ohne das andere Ende wiederum dreieckig umzuschlagen. Die Verbandwatte ist fertig.

Wir sahen im Vorausgegangenen, daß es Krempeln von 100, 120 und 140 cm Breite gebe, während die weiter verarbeitende Industrie und die Verbraucher nur 60 cm breite Vließe kennen. Diese 60 cm breiten Vließe werden auf den meist üblichen 120 cm breiten Krempeln in der Weise hergestellt, daß „*Florteiler*" das Vließ in zwei Teile von 60 cm teilen. Für Rollenwatte und andere Zwecke arbeitet man ohne Florteiler in ganzer Breite, wodurch unnötiger Zeit- und Materialverlust vermieden wird.

Die Verpackung der fertigen Verbandwatte erfolgt meist in Ballen zu 50 kg, die durch Juteleinen mit starker Papiereinlage geschützt sind. Zwecks Raum- und Materialersparnis bedient man sich besonderer Pressen wie Abb. 11.

Seltener und nur auf besondere Bestellung werden Ballen zu 25 kg angefertigt, dagegen sind für Export nach Übersee meist Ballen zu 100 kg üblich, die man in hydraulischen Pressen auf das ungefähre Format von 50 kg-Ballen bringt. Für Export legt man die Ballen zweckmäßigerweise nicht nur mit gewöhnlichem Packpapier, sondern darüber hinaus noch mit Ölpapier aus.

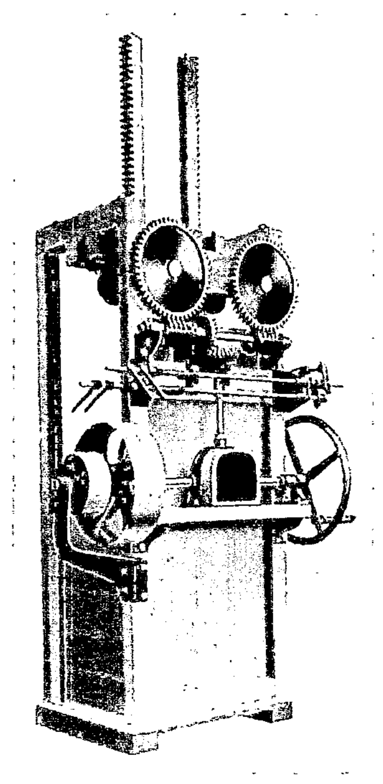

Abb. 11. Ballenpresse für Handbetrieb. (Sächsische Textilmaschinenfabrik vorm. Richard Hartmann, Chemnitz.)

Zur Abrundung des Gesamtbildes bringen wir unseren Lesern noch die Ansicht eines modernen Krempelsaales (Abb. 12).

c) Prüfungsmethoden und kleine Winke für den Verbandwattehersteller.

Der Verbandwattefabrikant hat seine eigenen, der Praxis entnommenen Prüfungsmethoden, die für ihn im allgemeinen voll ausreichen, die genauen Untersuchungen des Chemikers aber nicht ersetzen oder gar unnötig machen sollen.

Zunächst wird der Bleicher schon nach Beendigung des Chlorens ängstlich darauf sehen, daß das Material nicht weniger weiß erscheint, als allgemein üblich; unter Umständen muß er die folgenden Manipulationen etwas verschärfen, um doch zu dem verlangten klaren Weiß zu kommen, keinesfalls darf er mit „Bläue" oder sonstigen Kniffen das ungenügende Weiß verdecken wollen. Läßt sich so nicht das gewünschte Weiß erzielen, so weiß der Bleicher, daß er beim nächsten Kochen desselben Materials etwas

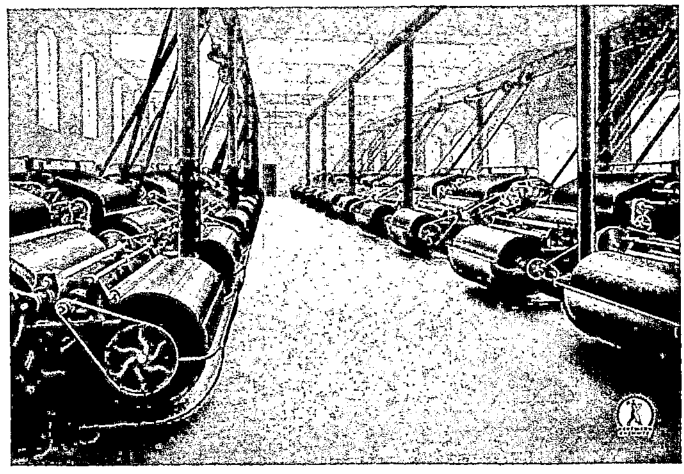

Abb. 12. Krempelsaal.

mehr kaustische Soda zu nehmen hat, und er wird bestimmt zu einem guten Ergebnis kommen, wenn er vorsichtig und gewissenhaft arbeitet. Wir sagten zu Anfang, daß sich eine Baumwolle nicht immer so verarbeiten lasse, wie die andere, und es ist Sache des Bleichmeisters, hier aufmerksam alle Stadien des Bleichprozesses zu verfolgen.

Nach dem Chloren und Säuren ist vor dem Seifen mittels Lakmuspapier sorgfältig das Nichtvorhandensein von Säureresten festzustellen, denn *die* geringsten Mengen von Säure würden den Seifprozeß mißlingen lassen. Ebenso ist nach dem Seifen und anschließenden Wässern darauf zu achten, daß keine Spuren von Alkalien festzustellen sind.

Ist die Verbandwatte getrocknet, so befühlt sie der Fachmann und weiß auch ohne Wasserprobe, ob sie gut saugt oder nicht. Fühlt sich die Watte ,,kräftig‘‘ an, so saugt sie gut, fühlt sie sich ,,matschig‘‘ an, so saugt sie schlecht. Eine Wasserprobe wird das immer bestätigen. Schließlich zeigt eine Probe mit Lakmuspapier, ob auch das ,,letzte Bad‘‘ in richtiger Weise gegeben wurde. Der Bleichverlust beträgt bei den besprochenen drei Baumwollarten etwa 3%. Der Schlagmaschinen- und Krempelverlust beläuft sich auf 6—8% je nach der Faserlänge und Reinheit des Materials.

d) Chemische Untersuchungsmethoden.

Für die chemische Untersuchung genügt es, sich an die Vorschriften des deutschen Arzneibuches zu halten, die folgenden Wortlaut haben:

Gereinigte Baumwolle muß frei sein von anderen Teilen des Samens und von harten Flocken.

15 g gereinigte Baumwolle werden in einem geräumigen Becherglas mit 150 g siedendem Wasser übergossen und damit eine Viertelstunde lang in siedendem Wasserbad erhitzt. Der durch Abpressen oder Absaugen erhaltene meist leichtgetrübte wäßrige Auszug darf nach dem Erkalten rotes Lackmuspapier nicht verändern (Alkalien). 50 ccm des Auszuges müssen nach Zusatz von drei Tropfen Phenolphthaleinlösung und 0,25 ccm $^1/_{10}$-Normal-Kalilauge nach dem Umschwenken eine Rosa- oder Rotfärbung aufweisen, die mindestens eine halbe Minute bestehen bleibt (zulässiger Säuregehalt). Der klar filtrierte Auszug darf durch Silbernitratlösung (Salzsäure) höchstens opalisierend getrübt, durch Bariumnitratlösung (Schwefelsäure) und Ammoniumoxalatlösung (Kalziumsalze) nicht sofort verändert werden. Die in 10 ccm des Auszuges nach Zusatz von einigen Tropfen verdünnter Schwefelsäure und drei Tropfen Kaliumpermanganatlösung entstehende Rotfärbung darf innerhalb fünf Minuten nicht verschwinden (reduzierende Stoffe).

e) Normung der Verbandwattequalitäten.

Wir sprachen im Absatz b davon, daß sich die Güte einer Verbandwatte aus der Art des verwendeten Materials ergebe, und daß es möglich sei, beliebig viel Qualitäten durch verschiedenartige Mischung von Material zu erzielen. Wir waren uns ferner darüber *klar, daß Zügellosigkeit auf diesem Gebiete zu unhaltbaren*

Verhältnissen führen müsse, und hörten, daß durch die Normung bestimmte Qualitäten festgelegt seien.

Es ist das Verdienst des Fachnormenausschusses Krankenhaus (Fanok), aus der Fülle der am Markt befindlichen Verbandwattesorten diejenigen herausgesucht zu haben, die als unentbehrlich bezeichnet und als Standardmarken festgelegt werden mußten.

Zunächst ein Wort über den Fanok.

Der „Fanok" ist eine Gruppe der deutschen Industrienormung „Din" und bearbeitet alle für das deutsche Krankenhauswesen nötigen Gegenstände. Die Gruppe Verbandstoffe ist wiederum eine Untergruppe des Fanok und setzt sich unter der Führung eines Obmannes aus Vertretern der einschlägigen *Industrie, Händlern* (Apotheker, Drogisten, Bandagisten usw.) und *Verbrauchern* (Reichs- und Staatsbehörden, Krankenanstalten, Krankenkassen usw.) zusammen. Die vorgeschlagenen Verbandwattesorten wurden zunächst bei den verschiedenen Verbrauchergruppen ausprobiert und nach endgültiger Annahme dem Deutschen Industrie-Normenausschuß zur Veröffentlichung übergeben.

Der leitende Gedanke bei der Verbandwattenormung war, für die hauptsächlichsten Zwecke des Verbrauches Standardsorten festzulegen, deren Materialzusammensetzung jeweils dem durch den Namen gekennzeichneten Zweck entsprechen sollte. Demgemäß entschied man für sich folgende drei Kennworte:

Augenwatte — Wundwatte — Saugwatte.

Die physikalische Beschaffenheit der drei festgelegten Sorten ist eine gleichmäßige, wobei minimale Schwankungen, die durch die Eigenart des Rohstoffes zeitweise unvermeidlich sind, gestattet sein sollen. Insonderheit muß

a) die Saugfähigkeit den Vorschriften des DAB. mindestens entsprechen, soll

b) der Aschengehalt möglichst geringer, als laut DAB. zulässig, und

c) der Säuregehalt möglichst gering sein.

Augenwatte, die für Augenoperationen und ähnliche Zwecke bestimmt ist, die ein gleichmäßig gutes Material erfordern, soll aus ungemischten besten Kämmlingen hergestellt sein.

Wundwatte ist, wie der Name sagt, zur unmittelbaren Wundbehandlung bestimmt und soll möglichst gleichmäßig und langfaserig gearbeitet sein. Für die Fabrikation ist entweder die Ver-

wendung von einem Drittel bester Kämmlinge und zwei Drittel
bester Linters festgelegt oder von ungemischten IIa Kämmlingen.

Saugwatte, auch als Tupf- oder tierärztliche Watte bezeichnet,
soll bei der Wundbehandlung überwiegend technische Verwendung
finden, d. h. zum Aufsaugen, also zur Beseitigung von Blut und
sonstigen Wundsekreten dienen. Sie kann zu diesem Zwecke aus
geringem Material gearbeitet sein, und es ist die Verwendung von
reinen Linters festgelegt. Zu Verbänden in der Tierbehandlung ist
diese Saug- oder Tupfwatte durchaus geeignet.

Bei Untersuchung dieser Watten auf *Material und Verarbeitung*
hält der Untersuchende die Watte zunächst gegen das Licht, um
festzustellen, ob die Fasern gleichmäßig gekrempelt sind, oder ob
eine schlechte Verarbeitung mit übermäßiger Knotenbildung vor-
liegt.

Augenwatte erscheint, gegen das Licht gehalten, fast völlig frei
von Knoten; Schalenreste, wie sie das DAB. erwähnt, sind niemals
vorhanden. Zupft man die Schichten auseinander, so muß sich
ein völlig gleichmäßiges Material zeigen, dessen Faserlänge man in
folgender Weise ermittelt: Man faßt ein kleines Flöckchen zwischen
Daumen und Zeigefinger der rechten Hand und zieht mit den
gleichen Fingern der linken Hand alle Fasern ab, die sich bei
leichtem Ziehen entfernen lassen. Dann zupft man wieder von
rechts nach links, dann von links nach rechts, und setzt das solange fort, — ohne die Faser zu zerreißen —, bis nur eine Faser-
schicht zwischen den Fingern ist. Diese legt man vorsichtig auf
dunklen Stoff (Rockärmel), so daß sich die Faserlänge deutlich
abhebt, und kann dann leicht die Länge festlegen. Die Faserlänge
bei Augenwatte wird in der Regel 25—28 mm sein.

Wundwatte wird, wie schon erwähnt, zu einem Drittel aus Ia
Kämmlingen, dem Rohstoff der Augenwatte, und zu zwei Dritteln
aus Ia Linters, dem Rohstoff der Saugwatte gearbeitet, und zwar
so, daß diese beiden Materialien vor dem Krempelprozeß gemischt
und beim Krempeln oben und unten mit einer dünnen Decke aus
reinen Kämmlingen versehen werden. Dadurch gewinnt die Watte
äußerlich ein gutes, fast knotenfreies Ansehen, während die inneren
Schichten ein kürzeres und teilweise knotiges Material aufweisen.
Diese Knötchen sind z. T. gebleichte Laubreste, z. T. kurze Fasern,
die durch die verschiedenen Manipulationen zusammengeballt
sind; sie sind keinesfalls so beschaffen, daß sie irgendwie störend

auf die Wundbehandlung einwirken könnten, sie sind vielmehr genau so gut entfettet, wie die anderen Fasern. Die Faserlänge erscheint, da man stets die längsten Fasern in den Fingern behält, ähnlich wie bei Augenwatte, also etwa 25 mm lang.

Soweit die Rohstoffbeschaffung es zuläßt, kann *Wundwatte* auch homogen aus IIa-Kämmlingen gearbeitet werden. Sie entspricht dann im Charakter durchaus der bereits beschriebenen Augenwatte, jedoch ist die Faser kürzer; sie wird 22—24 mm messen.

Saugwatte, auch bezeichnet als Tupf- oder tierärztliche Watte, stellt ein absolut homogenes Präparat, ausschließlich aus Linters gearbeitet, dar. Die Faser ist etwa 20 mm lang, und mit Knötchen und gebleichten Laub- und Schalenresten reichlich durchsetzt. Gegen das Licht gehalten, treten die Knötchen stark in Erscheinung, doch enthalten sie keinerlei schädlichen Stoffe, sondern charakterisieren sich in der Hauptsache als zusammengeballte kurze Fasern, die ebenso saugfähig sind, wie die lockeren Fasern. Zur Aufsaugung von Wundsekreten ist die Saugwatte ausgezeichnet, z. B. auch als Unterlage bei Wochenbetten, ferner auch als tierärztliche Verbandwatte.

2. Spitalwatte.

Die Herstellung von Spitalwatte, die fast ausschließlich aus ungebleichter Baumwolle hergestellt wird, beschränkt sich auf den Krempelprozeß, der sich in gleicher Weise vollzieht, wie bei Verbandwatte. Selbstverständlich muß Spitalwatte in einem besonderen Raume und auf besonderen Krempeln gearbeitet werden, denn der sich entwickelnde Staub würde jede Verbandwatte, die im gleichen Raume gearbeitet würde, schädigen, wenn nicht gar unbrauchbar machen. Man wählt das Material ähnlich, wie bei Verbandwatte üblich, läßt es vor dem Krempeln durch einen (leicht gebauten) Öffner laufen (Abb. 13) und übergibt es dann den Krempeln zur weiteren Verarbeitung. Verpacken in Ballen genau wie Verbandwatte.

3. Holzwollwatte.

Obwohl dieser Artikel infolge des Vordringens von Zellstoffwatte immer weniger gekauft wird, sei auch seiner Herstellung gedacht. Ursprünglich das geschützte Spezialfabrikat einer ein-

zelnen Firma, wurde sie unter Verwendung eines besonders guten
Holzschliffes in ähnlicher Weise wie jede Verbandwatte gearbeitet,
d. h. gebleichte Baumwolle und Holzschliff passierten gemeinsam
die Krempel, um so in inniger Weise zu einem stark saugenden und
billigem Material verarbeitet zu werden, das meist als Unterlage
bei Wochenbetten, Damenbinden usw. Verwendung fand. Später
haben Verbandwattefabriken, die den Schutz dieses Artikels nicht

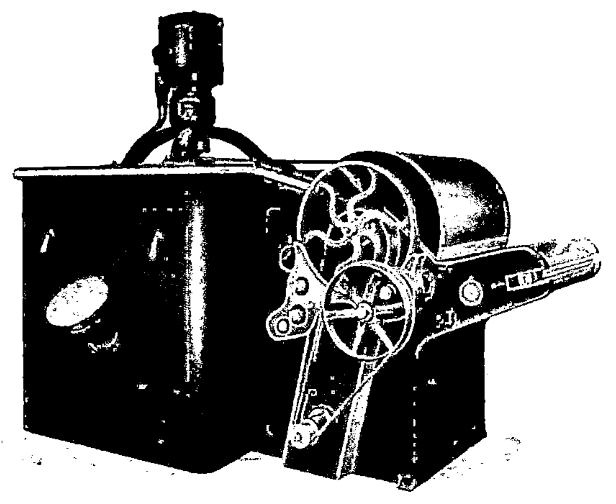

Abb. 13. Öffner der Sächs. Maschinenfabrik vorm. Richard Hartmann, Chemnitz.

verletzen wollten, in der Weise ein ähnliches Präparat hergestellt,
daß sie über der Holztrommel der Krempeln ein durch den Hacker
bewegtes Schüttelsieb aufbauten, aus welchem dauernd Holzschliff auf die sich drehende Holztrommel herunterfiel, so daß sich
Watteflor und Holzschliff vereinigten, wie oben beschrieben.

Beide Arten sind heute wohl noch in Gebrauch, doch kann
man ihr demnächstiges Aussterben voraussehen.

II. Verbandgewebe.

Die Zahl der Verbandgewebe hat sich im Laufe der letzten
Jahrzehnte erheblich vermindert. Je mehr sich die Verbandstoffindustrie spezialisierte, um so mehr stieß sie Entbehrliches und
Veraltetes ab. Gewisse Gewebearten, die man früher für unentbehrlich hielt, sind fast ganz verschwunden, und in weiteren Jahrzehnten wird man kaum noch ihre Namen kennen.

Was die ärztliche Praxis heute verbraucht, sind *Verbandmull* (auch Verbandgaze genannt), *Steifgaze, Kambrik, Flanell* und *Flanellersatz. Rohnessel* (Kaliko) und *Lint* werden verschwindend wenig gebraucht, *Seidenabfallstoff* (bourette) ist wohl nie ein Verbandstoff gewesen, sondern wurde und wird nur zu feuchten Packungen gebraucht, so daß er für uns als Verbandstoff auszuscheiden hat.

1. Verbandmull (chemisch reine Verbandgaze).

Es ist bei diesem Fabrikat ziemlich genau, wie bei Verbandwatte: eine Fülle von Arten, gekennzeichnet durch Art der Fadenstellung, der Breite und der Aufmachung. Die Not des Weltkrieges hat auch auf diesem Gebiete reinigend gewirkt, so daß das Zuviel durch ein normales Maß an Arten abgelöst wurde. Durch die Normung wurden dann feste Grenzen gezogen, innerhalb derer sich heute wohl das Gros der Fabrikation abspielt.

Den Vorgang des Webens darzustellen, kann nicht Aufgabe dieses Buches sein; er ist in seinen Grundzügen allgemein bekannt, und Einzelheiten sind nur für den Webereifachmann von Wert.

Den Verbandstoffhersteller und Verbraucher interessiert hauptsächlich die Zubereitung des Mulls aus dem rohen Gewebe bis zum gebrauchsfertigen Verbandstoff.

Da Verbandwatte und Verbandmull aus gleichem Rohstoff, der Baumwolle, hergestellt sind, ist für beide sinngemäß auch die gleiche Verarbeitung gegeben. Verbandmull und alle demselben Zweck dienende Gewebe werden nach dem Webprozeß durch Kochen mit kaustischer Soda entfettet, ähnlich wie Watte gebleicht und dann auf besonderen Maschinen getrocknet, gespannt und je nach Vorschrift zu Stück- oder Rollenware verarbeitet. Durch das Kochen und Bleichen verliert jedes Gewebe an Länge und Breite, so daß es, wie wir eben schon hörten, gespannt werden muß. Die im Handel geltenden Längen und Breiten sind tatsächliche, also nicht etwa Rohmaße, die nur vor dem Entfettungs- und Bleichprozeß Geltung haben. Der Weber muß seine Ware in rohem Zustande so zugemessen liefern, daß die fertige Ware möglichst genaue Länge und Breite hat. Minimale Differenzen, die durch Witterungs- und Temperatureinflüsse, durch zu langes Lagern usw. hervorgerufen werden können, bleiben außer Betracht.

In der Ausrüstungsanstalt werden die Verbandgewebe, deren übliche Breiten wir mit 80, 100 und 120 cm Breite festhalten wollen — von Geweben zu Spezialzwecken abgesehen —, zu Stücken von 40 m Länge und Rollen von 240 m Länge verarbeitet.

Die *Stückware* wird von den Verbandstoffabriken zu Meterware oder zu Kompressen verbraucht, während Krankenanstalten sich das zu Verbänden nötige Material daraus schneiden. *Rollware* wird fast nur zu Binden verarbeitet, in den letzten Jahren auch auf besonders konstruierte Maschinen zu Kompressen und zu Hüllen für Damenbinden.

Nach der *Normung* soll Verbandmull in der Kette (Längsfaden!) aus 36er Garn, im Schuß (Breitfaden!) aus 42er Garn gearbeitet sein, und die Fadenstellungen sind, wie folgt, festgelegt:

17 fädig, = 10 Faden Kette,
  7 Faden Schuß
20 fädig, = 12 Faden Kette,
  8 Faden Schuß
24 fädig, = 14 Faden Kette,
  10 Faden Schuß
28 fädig, = 16 Faden Kette,
  12 Faden Schuß.

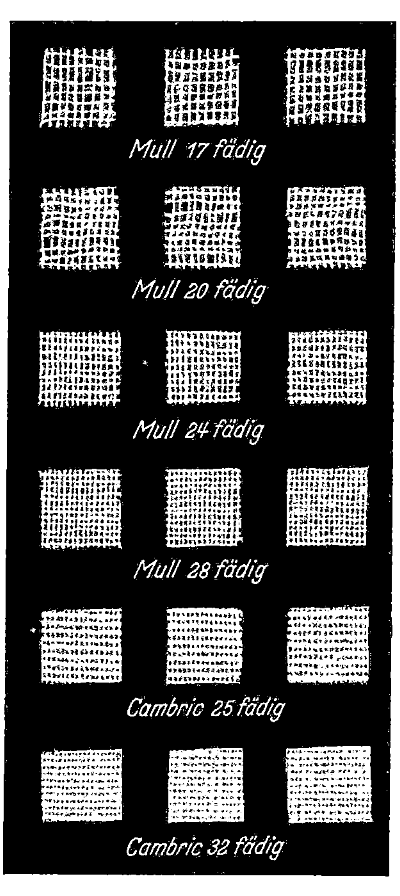

Abb. 14. Fadenstellungen der wichtigsten Verbandgewebe.

Der Verbandstoff-Fabrikant, wie auch der Verbraucher, müssen diese Festlegungen im eigensten Interesse beachten, denn z. B. ist ein 24 fädiger Verbandmull mit je 12 Fäden in Kette und Schuß geringer zu bewerten, als die Normungsware mit 14 Fäden Kette und 10 Fäden Schuß. Der Unterschied liegt in der Garnstärke (36er bzw. 42er!) und deshalb hat der Normenausschuß zur besseren Kontrolle folgende Gewichte festgelegt:

	17fädig	20fädig	24fädig	28fädig
1 qm soll wiegen	22—24 g	26—28 g	30—33 g	35—38 g

Zum besseren Verständnis sei eine Darstellung der wichtigsten Verbandgewebe mit Angabe der Fadenzahl eingefügt (Abb. 14).

Rohnessel (Kaliko) ist die gleiche Gewebeart wie Verbandmull, wird aber ausschließlich ungebleicht und nur in höheren Fadenstellungen gebraucht. In den letzten Jahrzehnten wurde er ähnlich wie Kambrik in Bindenform zu Verbänden verwendet, die besonders widerstandsfähig sein sollten, jetzt dient er wohl nur noch zur Herstellung von Verband(Dreieck-)Tüchern, und die Fadenzahl dürfte bei 48 Fäden pro Quadratzentimeter liegen.

Batist ist nichts anderes, als gebleichter Nessel mit einer Fadenzahl um 40 Fäden pro Quadratzentimeter. Er wird so gut wie gar nicht mehr benutzt.

2. Steifgaze.

Auch dieser Verbandstoff wird nicht annähernd so viel gebraucht wie vor einigen Jahrzehnten. Steifgaze wird hauptsächlich bei steifen Verbänden, durch die ein Körperteil festgelegt werden soll, angewendet; zur Herstellung von Gipsbinden wird er wohl gar nicht mehr gebraucht. Man versteht unter Steifgaze eine gebleichte Verbandgaze (Mull), die mit Stärkeappretur gesättigt und dann auf dem Kalander getrocknet und geplättet ist. Aufmachung in Stücken zu 40 m und Rollen zu 240 m bei 120 cm Breite.

Nach der Normung kennen wir nur noch 20fädige Steifgaze mit 12 Fäden Kette und 8 Fäden Schuß aus 36er bzw. 42er Garn. Gewicht schwankt infolge des Stärkegehaltes.

3. Kambrik.

Dieses Gewebe ist, wie schon der Name zeigt, englischen Ursprungs. Man verwendet Kambrik überall dort, wo gewöhnlicher Mull zu schwach erscheint. Diesem Zwecke entsprechend sehen wir bei Kambrik im Schuß wesentlich kräftigere Fäden als in der Kette (vgl. Abb. 14). Durch die Normung ist für die Kette 36er Garn vorgeschrieben und für den Schuß 10er. Auch hier hat die

Normung Überflüssiges beseitigt, so daß jetzt nur noch zwei Arten hergestellt werden. Es sind:

25 fädig, mit 15 Fäden Kette und 10 Fäden Schuß und
32 fädig, „ 20   „   „   „ 12   „   „

Das Gewicht der ersteren Sorte ist pro Quadratmeter mit 74—80 g vorgesehen, für die letztere mit 95—102 g. Die Aufmachung erfolgt in Stücken zu 40 m und Rollen zu 120 m Länge bei 120 cm Breite. Die Zahl der Kettfäden ist als Höchstzahl anzusehen; eine Verschiebung der Zahlen zugunsten der Schußfäden ist zulässig. Die untere Gewichtsgrenze darf in keinem Falle unterschritten werden. Die chemische Reinheit soll der des Verbandmulls entsprechen.

4. Lint.

Lint wurde zu Ende des vorigen Jahrhunderts fast ausschließlich aus England bezogen und überwiegend in der Augentherapie verwendet. Später wurde Lint auch in Deutschland gearbeitet, da er ein dem Barchent verwandtes Material ist, das lediglich aus bestimmten Garnsorten locker gewebt und nach Art der anderen Verbandgewebe gebleicht zu werden brauchte, um das englische Fabrikat zu ersetzen. Lint wird, ähnlich wie Barchent, gerauht, und zwar einseitig, und wirkt dadurch wohltuend weich auf Wunden, so daß die Bevorzugung für die Augentherapie erklärlich ist. Die chemische Reinheit muß der der übrigen chemisch reinen Verbandstoffe entsprechen, die gangbare Breite ist 40—42 cm.

5. Flanell und Flanellersatz (Barchent).

Wir dürfen diese Gewebearten, auch wenn sie nicht unmittelbar der Wundbehandlung dienen, nicht übergehen, denn sie bilden bis heute einen festen Bestandteil der Stoffe zur Bindenfabrikation. Ursprünglich bediente man sich wohl nur des reinwollenen und halbwollenen Flanells bei Wärmeverbänden und ging erst später aus Sparsamkeitsrücksichten zu baumwollenem Barchent, Flanellersatz, über. Letzterer wird sowohl gebleicht, wie ungebleicht und einseitig wie doppelt gerauht verarbeitet. Das Rauhen ist eine rein mechanische Arbeit, die den Zweck hat, aus den Fäden eines Gewebes die herausstehenden Fasern aufzurichten, damit die Oberfläche des Gewebes nicht mehr die festgedrehten Fäden zeigt, sondern durch die aufgerichteten Fasern einen weichen samtartigen Charakter erhält.

Die eigentlichen Wollflanelle sind der Kosten wegen immer mehr in den Hintergrund getreten. Farbiger Flanell und Flanellersatz findet nur in der Veterinärpraxis zu Pferdebinden Verwendung. Von einer Normung hat man angesichts des verhältnismäßig geringen Bedarfs Abstand genommen. Die Breite ist 68 bis 70 cm und 84—85 cm. Man tut gut, keine zu leichten Sorten zu wählen.

B. Zellstoffwatte.

Von allen Erzeugnissen, die man seit Erfindung der Verbandwatte als Ersatz für diese einzuführen bemüht gewesen ist, hat keines auch nur annähernd solchen Erfolg gehabt und sich so eingebürgert, wie *Zellstoffwatte*. Besonders während des Weltkrieges hat der Verbrauch von Zellstoffwatte einen ungeahnten Umfang angenommen, und ihr Siegeslauf wird von Vielen gerade wegen der Kriegserfahrungen nach Kräften gefördert. Damals war die Einfuhr von Baumwolle unmöglich, man mußte Ersatz aus heimischen Rohstoffen schaffen und richtete sich großzügig auf die Herstellung von Zellstoffwatte ein, die bis dahin eine bescheidene Rolle gespielt hatte.

Es ist kein Wunder, daß Zellstoffwatte solch außergewöhnlichen Erfolg haben konnte, denn sie hat vor ihrer Vorgängerin und Nebenbuhlerin, der Verbandwatte, den großen Vorzug der Billigkeit. Sie hat ferner eine größere Saugfähigkeit und gegenüber den billigen Sorten Verbandwatte, zu deren Ersatz sie besonders berufen ist, die gute Eigenschaft, kaum zu stauben. Daß sie kompakter ist als Verbandwatte, ist ein Nachteil, der im verwendeten Material seine Ursache hat und schwerlich je beseitigt werden kann. Verbandwatte hat eine vielfach längere und kräftigere Faser, und deshalb wird sie für ärztliche Zwecke trotz des höheren Preises auch fernerhin unentbehrlich bleiben.

Auch dem mit den Einzelheiten der Fabrikation nicht Vertrauten ist ohne weiteres klar, daß die Technik der Verbandwatte- und Zellstoffabrikation darin bestehen muß, den Rohstoff, also einmal die Baumwollfasern, und das andere Mal die Holzfasern in ihre Einzelteile zu zerlegen und dann den Einzelfasern durch geeignete Behandlung die Form zu geben, die für die Wundbehandlung erforderlich ist. Beiden Faserarten wird ein Entfettungs- und Bleichprozeß zuteil, beide müssen nach dem Entfetten und Bleichen gelockert werden, beide werden danach durch Aneinander- und Aufeinanderlegen der einzelnen Fasern zu fellartigen Massen vereinigt. Über den Werdegang der Verbandwatte ist bereits gesprochen worden. Über die Herstellung von Zellstoffwatte ist folgendes zu sagen:

Zellstoffwatte wird aus Natronzellstoff, meist aber aus Sulfitzellstoff gewonnen. Man versteht darunter reine Zellulose, die aus Holzschliff mittels Kochen mit Natronlauge bzw. einer sauren Kalziumsulfitlösung gewonnen ist. Dieses Präparat ist durch den Kochprozeß entharzt — ein Vorgang, der dem Entfetten der Baumwolle entspricht — aber noch nicht gebleicht. Da Zellstoffwatte zur Wundbehandlung meist gebleicht gebraucht wird, unterwirft man den Zellstoff noch einer vorsichtigen, die Faser nicht angreifenden Chlorbleiche; für ungebleichte Zellstoffwatte, die mehr technische Verwendung findet, nimmt man ungebleichten Zellstoff. Es ist selbstverständlich, daß dem Bleichprozeß ein ausgiebiges Waschen folgen muß, um alle Spuren von Chlor und Säure zu entfernen. Kochen und Bleichen sind Vorgänge, die sich in der *Zellstoff-Fabrik* abspielen; diese liefert den Rohstoff für die Zellstoffwattefabriken, und zwar in gerollten, pappähnlichen Tafeln mit ziemlich erheblichem Feuchtigkeitsgehalt. In der *Zellstoffwattefabrik*, die uns besonders interessiert, werden die Rohstoffplatten mit einem Beil oder ähnlichem Instrument in kleinere Brocken zerschlagen und letztere in einen sog. Holländer geworfen, in welchem sie durch fortwährendes Rühren in großen Wassermengen aufgelöst werden. Diese aufgelöste Masse wird nun einem zweiten Behälter zugepumpt, in welchem sie wiederum mit Schaufelrädern so lange bearbeitet wird, bis tatsächlich Faser von Faser getrennt ist. Wir sehen die Flüssigkeit dann einen sog. „Sandfänger" passieren, in welchem Sand und ähnliche Verunreinigungen mechanisch zurückgehalten werden, und hieraus läuft dann die ganz dünnflüssige Masse auf ein endloses Kupfersieb, durch welches die überschüssige Flüssigkeit entweicht und welches die Zellstoffasern an eine rotierende geheizte Trommel abgibt. Die Erhitzung dieser Trommel ist so stark, daß die an der einen Seite in fast wäßrigem Zustande aufgelegten Fasern auf der entgegengesetzten Seite absolut trocken abgenommen und auf einer sich drehenden Trommel in dünner schleierähnlicher Schicht aufgewickelt werden können. Dem mit der Verbandwattefabrikation Vertrauten fällt sofort das Gleichartige der beiden Fabrikationsmethoden auf. Hier wie dort werden die Fasern zerlegt, um am Ende des Prozesses in Schleierform aufgewickelt zu werden: bei der langfaserigen Verbandwatte ist die Faser selbst Träger des Fabrikationsganges, der deshalb trocken erfolgt, bei der Zellstoffwatte ist das Material so kurzfaserig, daß es durch den ganzen Fabrikationsgang hindurchgeschwemmt werden muß, um erst in der letzten Phase durch Aneinanderbacken der einzelnen Fasern so viel Halt zu gewinnen, daß es sich als Schleier ablösen und aufwickeln läßt.

Die weitere Verarbeitung der Zellstoffwatte ergibt sich von selbst; man läßt den Schleier sich 6-, 12-, 16- oder 24fach aufeinanderlegen, je nachdem, welche Lagenstärke man erzielen will, und zerteilt die auf diese Weise auf den Rollen gebildeten Zellstoffwatteplatten, sofern nicht Rollenform beibehalten wird, in Tafeln geeigneter Größe. Die Verpackung erfolgt in der Regel in Paketen zu 4 oder 5 kg netto, welche wiederum nach Belieben zu Ballen vereinigt werden können.

Auch mit der Zellstoffwatte hat sich der *Normenausschuß* beschäftigt, um dem Zuviel an Arten ein Ende zu machen, und man hat sich auf folgende beiden Arten geeinigt:

Gebleichte Zellstoffwatte soll aus gebleichter Zellulose mit einem Zusatz von höchstens 30% Holzschliff hergestellt sein, soll stark saugen, frei von Alkalien und Säuren und gut sterilisierbar sein. Sie ist für die allgemeine Chirurgie bestimmt.

Ungebleichte Zellstoffwatte wird aus ungebleichter Zellulose mit einem Zusatz von höchstens 30% Holzschliff gearbeitet. Sie soll saugfähig und gut sterilisierbar sein. Sie hat ein gelbliches Aussehen und dient überwiegend zu Polsterzwecken. Die Herstellung anderer Sorten, z. B. mit der Bezeichnung „hochgebleicht" wurde als unzweckmäßig bezeichnet.

In neuester Zeit wird hochgebleichte Zellstoffwatte ohne jede Beimischung von Holzschliff zur Normung vorgeschlagen, angeblich, weil diese sehr viel saugfähiger und besser sterilisierbar sei, als die bereits genormte gebleichte Zellstoffwatte. Es bleibt abzuwarten, ob diese Auffassung sich durchsetzen wird.

C. Jute.

Jute, die an dieser Stelle lediglich der Vollständigkeit halber erwähnt wird, hat eigentlich immer nur in der Veterinärpraxis Verwendung als Polstermaterial gefunden. Als solches wird sie auch heute noch in bescheidenem Umfange gebraucht, und zwar in der von Jutespinnereien hergestellten Strangform. Auf Herkunft, physikalische Eigenschaften oder Verarbeitungsmethoden einzugehen, erübrigt sich angesichts der Bedeutungslosigkeit des Gegenstandes für den Verbandstoffverbrauch.

D. Wolle (Schafwolle).

Wolle, gekrempelt, wurde früher gelegentlich mit antirheumatischen Mitteln imprägniert verwendet, doch ist sie aus diesem Gebiet gänzlich verschwunden. Sie dient heute lediglich in Form von Wollflanell zur Bindenfabrikation und wurde bereits unter dem Titel „Gewebe" auf Seite 27 erwähnt.

Zweiter Teil.

Die Weiterverarbeitung.

Nachdem wir im vorhergehenden Abschnitt die wesentlichsten Materialien für die Verbandstoff-Fabrikation kennengelernt und uns, soweit es die weitere Verarbeitung erfordert, über ihre Entstehung und ihre besonderen Eigenschaften ein Bild gemacht haben, können wir zu dem nicht minder wichtigen Abschnitt der Weiterverarbeitung übergehen.

Die eigentliche Verbandstoff-Fabrikation ist — bis auf wenige große Firmen, welche selbst Verbandwatte bzw. Gewebe herstellen — lediglich Weiterverarbeiterin der fertigen Verbandwatten und Gewebe, aber ihre Verantwortung ist jetzt eine besondere, weil ihr Zubereitung und Verpackung aller Verbandstoffe zufallen, die dann unmittelbar dem Verkehr übergeben werden.

Jeder Verbandmittelhersteller muß sich der Verantwortung bewußt sein, die er durch Ausübung seines Berufes übernommen hat, denn Leben und Gesundheit der mit seinen Erzeugnissen versorgten Kranken hängen mit von der Gewissenhaftigkeit und Sachkunde des Herstellers ab!

Eine genaue Kenntnis des Arbeitsgebietes und der Wille zu peinlichster Beobachtung aller Erfordernisse sind Voraussetzung für zweckdienliche, gemeinnützige Arbeit, die das Ziel jedes Schaffenden sein muß. Daß Sauberkeit und Ordnung selbstverständliche Eigenschaften eines jeden Verbandstoffbetriebes sein sollen, brauchen wir wohl kaum zu sagen.

A. Grundsätzliches zur Einrichtung einer Verbandstoff-Fabrik.

Eine Hauptbedingung für die Einrichtung einer Verbandstoff-Fabrik sind helle und luftige Räume mit guter Reinigungsmöglichkeit. Alles muß auf Vermeidung von Staub und sonstigen Unreinigkeiten zugeschnitten sein: abwaschbare Fußböden ohne Fugen, glatte abwaschbare Wände, leicht zu öffnende Fenster zwecks Lüftung!

Die verschiedenen Zwecken dienenden Räume sollen gut getrennt sein, vor allem Lager- und Fabrikationsabteilung möglichst nicht in einem Raum! Lager von Watte, Mull, Papieren, Kartonnagen, Bindfaden usw. stets in besonderem Raum bzw. bei großen Betrieben in verschiedenen Räumen! Für die Belegschaft ist geeignete Aufenthaltsmöglichkeit für die Pausen vorzusehen, vor allem reichliche Waschgelegenheit. Die mit der Verarbeitung der Verbandstoffe beschäftigte Belegschaft muß weiße Kittel tragen, die weibliche Belegschaft auch weiße Kopftücher. Auch der Versandraum muß von den Fabrikationsräumen getrennt sein, wird aber zweckmäßig mit diesem durch Schalter verbunden.

B. Die Lagerhaltung.

Die für die Fabrikation erforderlichen Watten lagert man in Originalballen zu 50 kg, wie sie aus der Wattefabrik kommen, gibt aber niemals solche Ballen zwecks Entleerung in den Abpackraum; am besten richtet man Vorratskisten für je 50 kg Watte ein, die an beiden Breitseiten mit Klappdeckel versehen sind. Von solchen Kisten, die fugenlos aus bestem gehobelten Holz gearbeitet sein müssen, stellt man für jede Qualität eine oder mehrere auf und zwar so, daß die Kisten in die Wand, die Lager und Abpackraum trennt, eingebaut werden. Die eine Klappe geht in das Lager, wo die Ballen nach Bedarf in die Kisten entleert werden, und die andere Klappe reicht in den Abpackraum, so daß die Arbeiterinnen daraus die abzupackende Watte entnehmen können. Auf diese Weise werden die Ballen auf einmal einwandfrei entleert, was nicht der Fall wäre, wenn sie tagelang im Abpackraum geöffnet umherständen. Selbstverständlich müssen die Kisten sowohl im Lager wie im Abpackraum deutlich bezeichnet sein, um Verwechslungen vorzubeugen. Ähnlich kann man es mit dem abzupackenden Mull halten, obwohl dieser stets so gepackt ist, daß die Gefahr der Beschmutzung nicht so akut ist.

C. Der Packsaal.

1. Allgemeines.

Die *Abpackerei* ist meist die größte und wichtigste Abteilung der Verbandstoff-Fabriken. Man richtet sie zweckmäßig so ein, daß alle Arbeitstische gutes Tageslicht haben. Für dunkle Tage ist über jedem Tisch einwandfreie Beleuchtung vorzusehen, damit die Arbeiterinnen in der Lage sind, etwaige Fehler oder Verunreinigungen der zu verpackenden Stoffe zu entdecken.

Die *Packtische* müssen mindestens 2 m lang und 1 m breit sein, um bequem die aufgerollten Wattevließe auflegen zu können. Man benagelt sie zweckmäßigerweise mit Zink- oder Weißblech.

2. Das Teilen der Verbandstoffe.

a) Verbandwatten.

Wir haben bei Verbandwatte vier Hauptverpackungsarten zu unterscheiden:

die Tafelform — die Rollenform — die Zickzackform. — die Preßform.

Die meist eingeführte Art ist die *Tafelform*, die dadurch hergestellt wird, daß man die von den Wattefabriken gelieferten Vließe in Tafeln der verschiedenen Größen bzw. Gewichte zerlegt.

Die Wattevließe, welche meist eine Größe von 200 × 60 cm Länge haben, kann man einzeln oder mehrfach übereinander auf den Packtischen zwecks Zerteilung auflegen. Man zerteilt die Watte in Richtung der Schmalseite und erhält beispielsweise aus einem Vließ zu 500 g bei 2 m Länge 10 Streifen zu je 50 g im Format 20 × 60 cm. Geschickte Arbeiterinnen erzielen meist nach Augenmaß ein *fast genaues* Gewicht, doch ist eine Kontrolle nicht zu entbehren. Hierbei haben sich die sog. Plus-Minus-Waagen besonders bewährt. Das Zerlegen durch Reißen ist unzweckmäßig, da es unschöne Stücke ergibt. Das meist geübte Verfahren ist die Benutzung von 25 cm langen starken Schneiderscheren, mit denen man zwei Vließe auf einmal durchschneiden kann, aber es zeigen sich dabei harte Quetschränder. Früher hat man sich ohne weiteres darüber hinweggesetzt, nachdem es aber bessere Schneidemethoden gibt, wird Verbandwatte mit „Quetschrändern" nicht gern genommen. Einzelne Betriebe haben sich elektrisch betriebene Kreismesser in die Arbeitstische einbauen lassen, und die Arbeiterinnen schieben die Watte dagegen und zerschneiden sie so in einwandfreier Weise. Freilich ist dies Verfahren gefährlich und wird seitens der Aufsichtsbehörden sicherlich nicht geduldet, es sei deshalb auf die elektrischen Rollscheren nach Abb. 15 hingewiesen, welche ein tadelloses und leichtes Zerteilen der Wattevließe und anderer Verbandstoffe gestatten.

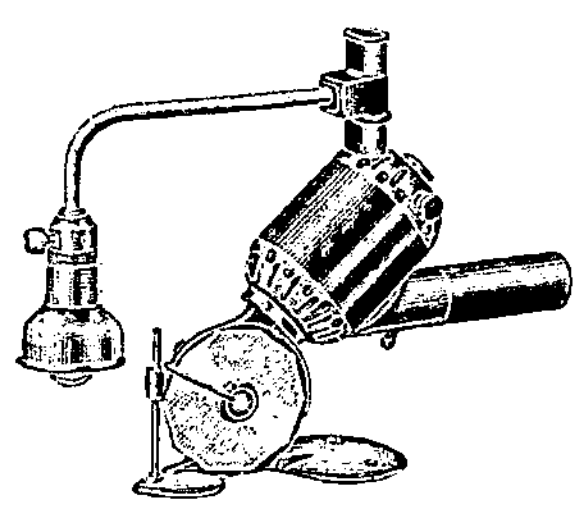
Abb. 15. Elektrische Rollschere zum Zerteilen von Wattevließen. (Die mitabgebildete Lampe wird selten erforderlich sein!)

Die Rollenform ist bei Verbandwatten schon seit Jahrzehnten bekannt und beliebt, wird jetzt aber auch deshalb in größerem Umfange hergestellt, weil sie der Ausgangspunkt für plissierte Verbandwatte ist, die wir auf Seite 37 besprechen. Auch hier spielt die Art der Maschine, derer man sich bedient, eine große Rolle, denn nicht jede Maschine arbeitet schnell und gleichmäßig, noch viel weniger läßt sich auf allen Maschinen der nötige Druck erzielen, um eine festgerollte Watte herzustellen.

Wer regelmäßig gerollte Verbandwatte in größeren Mengen herstellen muß, tut gut, grundsätzlich nur 120 cm breite Wattevließe zu verarbeiten und dementsprechend breite Rollmaschinen zu benutzen, weil er dadurch nur halb soviel Arbeitslohn zu rechnen hat, als wenn er die sonst üblichen 60 cm breiten Vließe verarbeiten wollte. Auch der Verschnitt an den Kanten ist der halbe gegenüber 60 cm breiter Ware, und das beeinflußt die Kalkulation wesentlich.

Jede Verbandwattefabrik liefert 120 cm breite Wattevließe, doch haben die gut ausgerüsteten Werke darüber hinaus noch sog.

„Pelzapparate", auf denen man endlose Vließe von 16—20 m Länge herstellen kann. Diese eignen sich besonders zur Rollenwattefabrikation, weil nur ein minimaler Abfall entsteht, während bei den 2 m langen Vließen etwa der achtfache Abfall zu rechnen ist.

Je nachdem man nun Rollen von 10, 25, 50 oder mehr Gramm herzustellen hat, berechnet man sich nach der festliegenden Breite der Rollen noch die Länge und kann dann der Wattefabrik vorschreiben, in welcher Stärke die 2 m langen Vließe geliefert werden sollen, bzw. welcher Stärke die endlosen Rollen des Pelzapparates

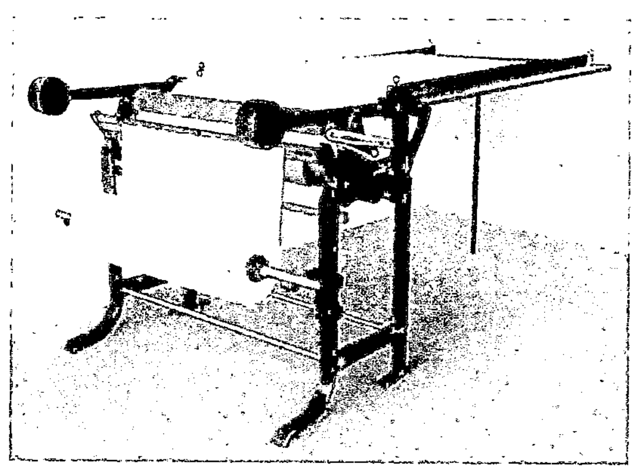

Abb. 16. Watte-Rollmaschine für Handbetrieb
(Konstruktion Gabriel Weber, Berlin).

zu entsprechen haben. Das ist eine einmal zu leistende rechnerische Arbeit, verbunden mit der praktischen Ausprobierung, aber wenn Maße und Gewichte einmal festliegen, ist es ein angenehmes und lohnendes Arbeiten.

Es gibt zwei Arten von *Rollenwattemaschinen*, von denen sich der Verbandstoff-Fabrikant eine seinem Arbeitsprogramm entsprechende auszusuchen hat. Während die Maschine für Handbetrieb für kleineren und mittleren Bedarf vollkommen ausreichend ist, muß sich ein Betrieb mit großer Produktion unbedingt für eine Rollmaschine mit motorischem Antrieb entscheiden.

Abb. 16 stellt die Maschine für Handbetrieb dar, die allgemein bekannt ist. Das Wattevließ wird in den zweiteiligen Wickelstab eingeklemmt. Von den drei Wickelwalzen sind die unteren beiden festgelagert, die Oberwalze dagegen beweglich, nämlich in einem belasteten Arm, der beim Wachsen des Wickels nach oben abgedrängt wird.

Abb. 17 ist eine neue Maschine mit eingebautem Motor. Hier wird kein zweiteiliger Wickelstab verwendet, sondern ein einfacher Vierkantstahl, wodurch das Arbeiten an der Maschine erleichtert wird. Neu ist vor allem die Anordnung der Wickelwalzen. Diese gehen beim Wachsen des Wickels alle konzentrisch auseinander, so daß die Achse des Wickels ihre Lage nicht verändert.

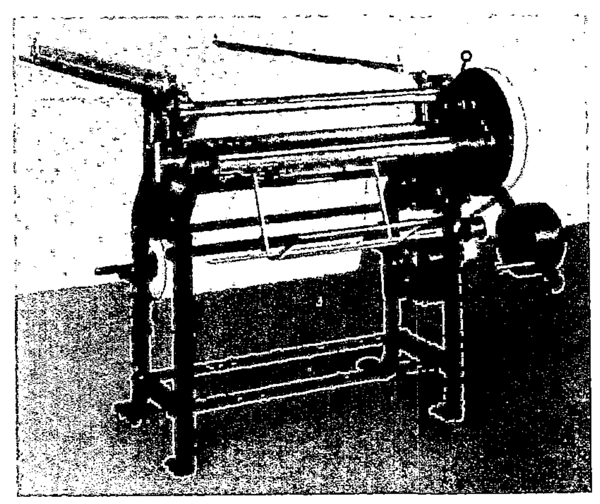

Abb. 17. Watte-Rollmaschine mit elektrischem Antrieb
(Konstruktion Gabriel Weber, Berlin).

Das vereinfacht den motorischen Antrieb (keine Kettenübertragung o. dgl.). Das Wattevließ wird vor den Walzen in Schlußstellung herabgezogen. Der Vierkant, der als Wickelstab dient, wird nun von vorn zwischen die Walzen geschoben, wobei sich das Vließ von selbst um den Stab herumlegt. Eine kleine Bewegung seitwärts kuppelt den Wickelstab, und die Maschine kann in Gang gesetzt werden.

Man stellt Rollenwatte in verschiedener Weise her: entweder ohne jede Papierzwischenlage, oder mit einfacher oder doppelter Papierumlage, also entweder nur oben oder oben und unten. Hierfür sind in erster Linie die Wünsche der Kundschaft maßgebend, darüber hinaus wird man aber alle Rollenwatte, die nachher auf der Plissiermaschine weiter verarbeitet wird, grundsätzlich *ohne*

Papierzwischenlage arbeiten, weil diese beim Plissieren nur stören würde. Das Einlegepapier wählt man am besten in weiß, weil farbiges beim gelegentlichen Feuchtwerden abfärben könnte.

Gelegentlich wird Rollenwatte auch mit ein- oder zweiseitiger Mullauflage verlangt, sog. Kompressenstoff, und man läßt dann den Mull genau so einlaufen, wie sonst das Einlegepapier.

Selbstverständlich kann man auf den Watterollmaschinen auch Zellstoffwatte, Polsterwatte usw. rollen, vor allem bieten sie die Möglichkeit zu geschickten Kombinationen, deren Ausnutzung sich ein findiger Fabrikant nicht entgehen lassen wird.

Die Zickzackform. Unter Plissieren versteht man das Legen von Verbandstoffen in eine Zickzackform, die dem Arzt teilweise

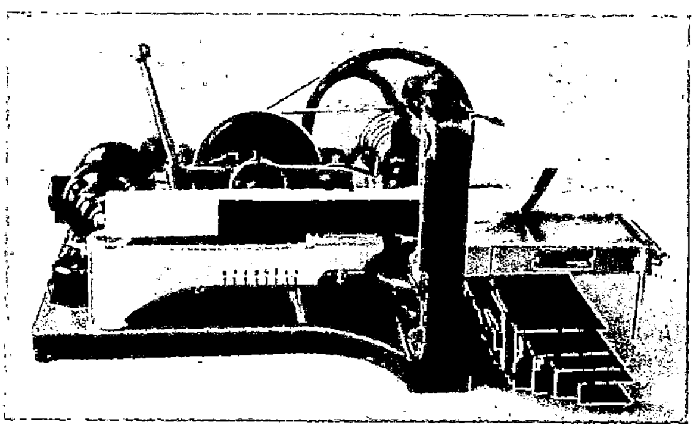

Abb. 18. Zickzackmaschine (Konstruktion Gabriel Weber, Berlin).

Entnahme einer Packung ermöglicht, ohne das ganze Paket öffnen und den ganzen Inhalt vorzeitig der schützenden Hülle entnehmen zu müssen. Dieser Gedanke ist alt und wird schon von ZELIS in seinem Buche „Die medizinischen Verbandmaterialien" auf Seite 214—216 besprochen. Wir sehen aus seinen Ausführungen, mit welch primitiven Mitteln damals Zickzackverbandstoffe hergestellt wurden, und können uns nicht wundern, daß der Gedanke der Zickzackpackungen eben durch die Schwerfälligkeit der damaligen Einrichtungen sich nicht durchsetzen konnte.

Die moderne Verbandstoff-Fabrikation bedient sich fein ausgearbeiteter Maschinen nach Art der hier abgebildeten, die sowohl Watte wie Mull plissieren. Die ersten rationellen Plissier- oder

Zickzackmaschinen lieferte die Schweiz, doch in ganz anderer Bauart. Man baute dort u. a. breite Maschinen, auf ·denen man je nach Größe der Packung 3—10 Packungen gleichzeitig plissieren konnte. Bei den Maschinen des Faltmessersystems erforderte das nach jedem Plissieren ein Stillsetzen der Maschine, um neue Streifen einzuziehen, und dadurch wurde viel Zeit verloren.

Die oben abgebildete Maschine (Abb. 18) arbeitet ohne Pause, und zwar führt eine Arbeiterin unausgesetzt der Maschine das Plissiergut zu, während am anderen Ende eine zweite Arbeiterin im gleichen Rhythmus die gefüllten Packungen abzieht und durch neue leere Packungen ersetzt. Das Verschließen der vollen Packungen wird von anderen Arbeiterinnen besorgt; die Maschine arbeitet so schnell, daß beispielsweise etwa 500 Packungen zu je 50 g pro Stunde fertig werden.

Wesentlich ist für flotte Arbeit im Sinne des Vorstehenden eine sachgemäße Vorbereitung des Materials, von der wir jetzt sprechen wollen.

Der Ausgangspunkt der plissierten Verbandwatte ist die gerollte Watte, über deren Herstellungsweise wir auf S. 34 berichteten.

Die von der Fachschaft der Verbandmittelhersteller festgelegten Packungen fordern für 10   25   50   100   250 g Watte, eine Breite von 4,5   6,5   8   9,5   11 cm so daß man die Rollenwatte auch so zu schneiden hat. Nun steht fest, daß Verbandwatte nicht absolut genau im Gewicht geliefert werden kann — die Wattefabriken gleichen die Differenzen gelegentlich durch Zugabe eines Stückes oder Abschneiden eines solchen aus — so daß man das Gewicht eines Wattevließes nur theoretisch mit 500 g annehmen kann. Es werden immer Schwankungen bis zu 5 oder 6 % nach oben oder unten vorkommen, und infolgedessen wird man bei den Gewichten der Zickzackwatten ebenfalls mit ähnlichen Differenzen rechnen müssen.

Wenn wir nun im Folgenden die Herstellungsmethoden der Rollenwatten an verschiedenen Beispielen entwickeln, so müssen wir vorausschicken, daß die 60 cm breite Verbandwatte durch den Preßvorgang etwas breitgedrückt wird, so daß die fertigen Rollen eine Durchschnittsbreite von etwa 63 cm aufweisen. Infolgedessen gehen wir bei den folgenden Beispielen auch von einer Effektivbreite von 63 cm aus.

Hat man nun ein gerolltes Wattevließ von 63 cm Breite und im (theoretischen!) Gewicht von 500 g in sechs Abschnitte von je 9 ½ cm gleich 57 cm zerteilt, so muß man vom Gesamtgewicht zunächst die beiden Endabschnitte mit je etwa 3 cm abrechnen. Diese 2 × 3 cm Verlust machen 10 % des Gewichts aus, so daß statt 100 g nur 90 g vorhanden sind. Hierzu oder hiergegen ist ein evtl. Mehr- oder Mindergewicht des Vließes zu rechnen, so daß günstigenfalls die durch Verschnitt entstandene Differenz wieder ausgeglichen, — unter Umständen aber erhöht werden kann. Wesentlich günstiger steht die Rechnung, wenn man 120 cm breite Rollen bearbeitet, denn bei diesen macht der Schnittverlust nur 5 % aus, die sich eher ausgleichen lassen, als wenn von vornherein 10 % Verlust feststehen.

Um solche Gewichtsunterschiede zu vermeiden, kann man die Verbandwattefabrik anhalten, das Gewicht der Wattevließe entsprechend höher zu halten, oder man einigt sich mit ihr auf eine besondere Vließbreite, und wenn man hierdurch auch die in den technischen Verhältnissen liegenden, unvermeidlichen kleinen Schwankungen nicht beseitigt hat, so ist doch das Mögliche geschehen, um bei möglichst geringem Verschnitt annähernd genaue Gewichte zu erzielen.

Wir haben das Gewicht von 100 g herausgegriffen, weil sich hierbei die Art der Teilung und Gewichtsbestimmung am einfachsten erläutern läßt. Bei den anderen Gewichten ist sinngemäß zu verfahren, nur muß man mit den Wattefabriken genau die Gewichte der Vließe vereinbaren, die man für die einzelnen Pakkungen als günstig errechnet hat.

Wir wollen dies an einzelnen Beispielen erläutern:

Für 10 g-Packung ist eine Breite von 4,5 cm vorgesehen, so daß man aus 63 cm Breite 14 Rollen ohne jeden Abfall erzielt. 14 Rollen zu je 10 g Watte haben ein Gesamtgewicht von 140 g, so daß man aus einem Vließ von 600 g Schwere 4 mal 14 Rollen = 560 g bei 40 g Verschnitt herstellen könnte. Die einzelnen Abschnitte haben dann eine Länge von etwa 43 cm bei 4,4 cm Breite, was durchaus annehmbar ist. Der Verschnitt von 40 cm in 60 cm Breite läßt sich in der Regel für kleine Packungen gewöhnlicher Art verwerten. Man müßte hier also von einem Vließgewicht von 600 g ausgehen.

Bei 250 g-Packung liegt die Sache etwas anders! Es ist hier

nur eine Breite von 11 cm vorgesehen, so daß man bei 63 cm breiter Rollenwatte fünf Abschnitte gleich 55 cm mit 8 cm Verschnitt rechnen muß. Wenn man solchen Verschnitt auch sammeln und gelegentlich an die Wattefabrik zur Wiederverarbeitung schicken kann, so bleibt ein Teil doch immer als fester Verlust bestehen, den man in Rechnung stellen muß. Hier ist es Sache des Verbandstoff-Fabrikanten, durch Rücksprache mit seinen Wattelieferanten die günstigste Vließbreite und das günstigste Gewicht auszurechnen, denn man muß beachten, daß fünf Rollen zu je 250 g ein Gesamtgewicht von 1250 g haben, so daß schon zwei Vließe aneinander gelegt werden müssen, wenn man nicht Gelegenheit hat, endlose Rollen vom Pelzapparat zu verarbeiten, von denen wir auf S. 35 sprachen.

Im gleichen Sinne muß man sich für alle Rollenwatten ein den Einrichtungen entsprechendes Arbeitssystem zusammenstellen.

Hat man nun in dieser Weise die Rollenwatte hergestellt, so folgt die Bereitstellung derselben für das Plissieren. Man rollt die Rollen ab und legt sie griffbereit in einen Korb, damit sie daraus schnell entnommen werden können. Von da an leistet die Plissiermaschine die Arbeit, und sobald die am Ausgang der Plissiermaschine stehende Arbeiterin die gefüllte Packung abgezogen, bleibt nur noch das ordnungsmäßige Verschließen derselben.

In ähnlicher Weise spielt sich das Plissieren der Verbandgazen ab, nur daß deren Abmessungen genauer und leichter zu erreichen sind, weil das Gewicht dabei außer acht bleibt.

Die Preßform. Was wir auf den vorhergehenden Seiten an Packungsarten besprachen, stellt die landläufigen, im Einzelhandel üblichen Ausführungen dar, aber im Interesse der Vollständigkeit wollen wir uns noch mit den *Preßpackungen* beschäftigen, wie sie für Militär-, Export- und ähnliche Zwecke hergestellt werden.

Diese Preßpackungen haben zum Zweck, das Volumen der Verbandstoffe auf ein Mindestmaß herabzudrücken, um möglichst große Mengen auf möglichst geringem Raum unterbringen zu können. Hierzu bedient man sich starker Pressen, die besonders zu diesem Zwecke gebaut sind.

Die nebenstehende Presse (Abb. 19) ist hauptsächlich für Massenherstellung bestimmt und kommt schon ihres Preises wegen nur

für Großbetriebe in Frage. In der Regel werden darauf alle
Packungen für den Heeresbedarf hergestellt, mit einer Grundfläche

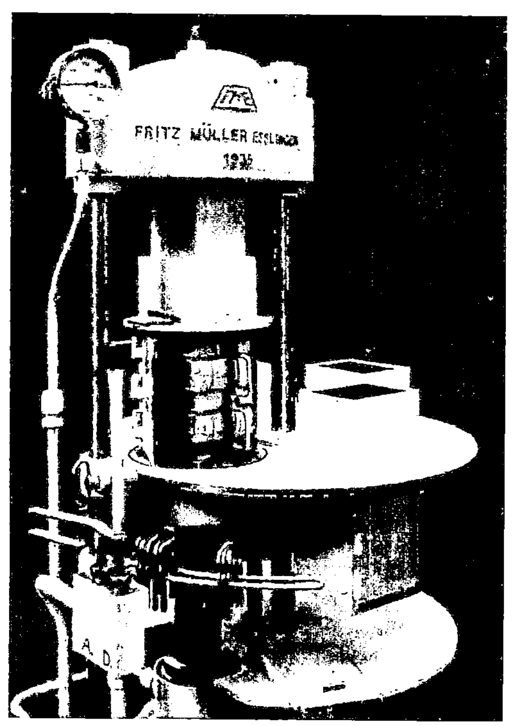

Abb. 19. Hydraulische Verbandstoffpresse mit Drehtisch.
(Fritz Müller, Eßlingen.)

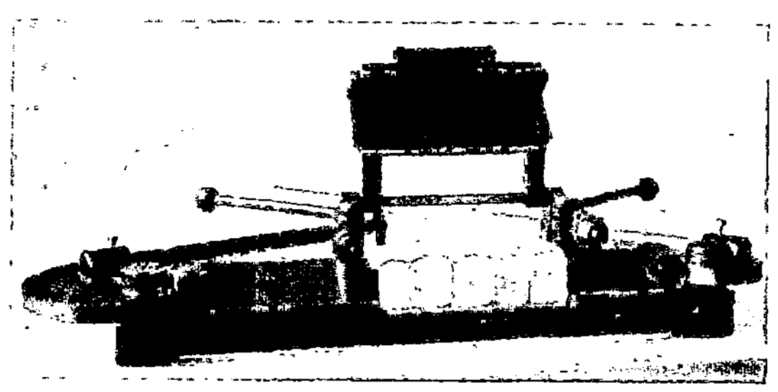

Abb. 20. „Knirps"-Handpresse, zum Pressen gefüllt.
(Konstruktion Gabriel Weber, Berlin.)

von $4\frac{1}{2}\times 7$ cm bis 17×21 cm. Die Presse ist mit auswechselbaren
Formen ausgerüstet, denen man nach dem Pressen den Verband-
stoff entnimmt, um ihn in „Schnürstöcken" zu verschnüren.

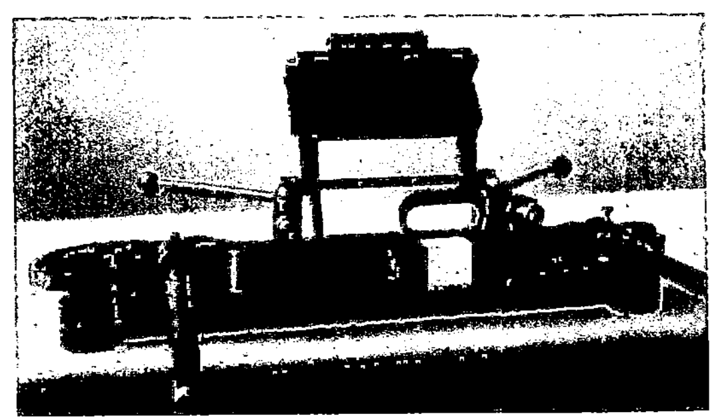

Abb. 21. „Knirps"-Handpresse, nach dem Pressen.

Durch die Verschnürung behalten die Packungen ihr Format und
lassen sich dann in Papier verpacken, zukleben und sterilisieren.

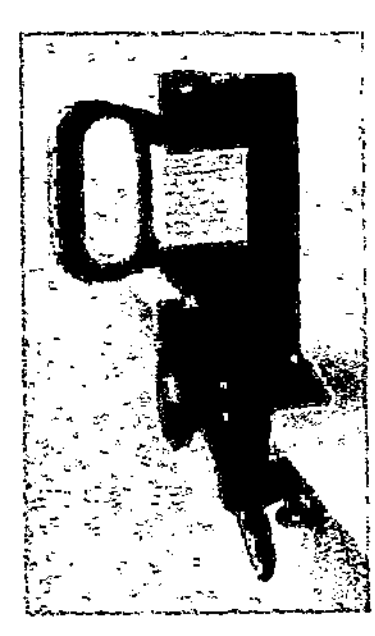

Abb. 22. Schnürstock
zur Knirpspresse, zur
Aufnahme des Preß-
gutes zwecks Ver-
schnürung.

Für kleinere Betriebe, aber auch dort, wo es
sich nur um Preßpackungen bis zu 100 g, wenn auch
in großen Mengen, handelt, kommt die hier abgebildete Knirpspresse (Abb. 20—22) in Frage.
Sie ist so gebaut, daß sie schnell und leicht
Packungen von 10—100 g liefert und zwar bei
einer Grundfläche von $4\frac{1}{2}\times 7$ cm. Eine derartige
Presse muß standfest aufgestellt sein, damit sie
bei der Arbeit ruhig steht. Die Leistung ist
etwa 200 Packungen zu 100 g stündlich. Will
man Packung zu 10, 25 oder 50 g herstellen, so
sind mit Rillen versehene Stahlplatten zwischen
zu legen. Auch hier bringt man die gepreßten
Pakete in Schnürstöcke, um sie darin zu verschnüren.

Mit der Kniehebelpresse in Abb. 23 lassen sich ebenfalls Preßpackungen herstellen, sie ist aber hauptsächlich zum Pressen von
Verbandpäckchen, Reisedamenbinden usw. bestimmt, die nicht
verschnürt werden. Der lange Hebel gestattet die Ausübung eines
großen Druckes mit geringem Kraftaufwand. Die Maximalgrund-
fläche beträgt 5×7 cm, innerhalb dieses Maßes sind aber kleinere
Abmessungen möglich.

Da für den öffentlichen Sanitätsdienst größere Preßpackungen kaum verlangt werden, wird vielen Verbandstoffabriken eine der beiden kleinen Pressen vollauf genügen, besonders, da sie eine verhältnismäßig große Produktion haben. Sollten daneben gelegentlich Kilopakete verlangt werden, so lassen sich diese — sofern es sich nicht um große Mengen handelt — allenfalls auf einer Spindelpresse, wie auf S. 48 abgebildet, herstellen.

b) Verbandgazen.

Verbandmull, der in 40 m-Stücken aus der Weberei kommt, ist verhältnismäßig einfach zu teilen, da die 40 m-Stücke in 40 Lagen von genau 1 m Länge geliefert werden. Hier besteht weniger die Gefahr der Quetschränder, von denen wir bei Verbandwatte gesprochen haben, so daß man das Teilen des Mulls meist mittels großer Schneiderscheren vornimmt, wenn nicht gar im Be-

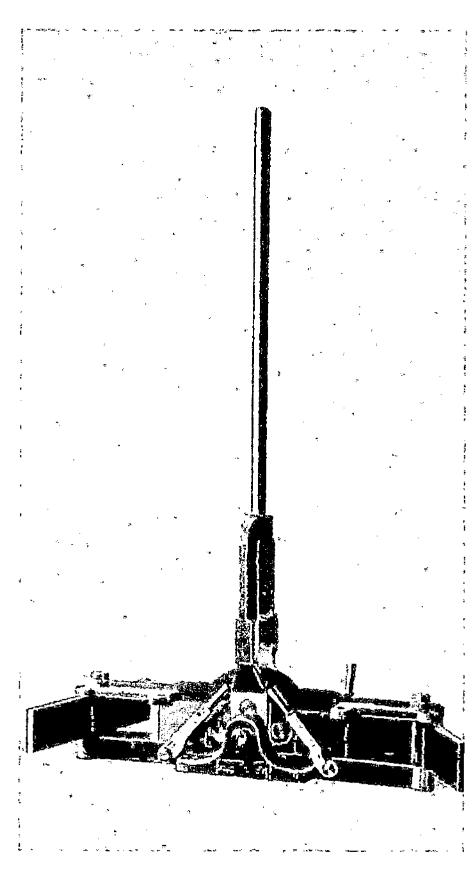

Abb. 23. Kniehebelpresse (Konstruktion Gabriel Weber, Berlin).

triebe eine Papierschneidemaschine vorhanden ist, auf der man je nach Größe 5—10 Stück Mull auf einmal schneiden, d. h. auf Längen von 1, $\frac{1}{2}$ oder $\frac{1}{4}$ m teilen kann. Bei der einen wie der anderen Methode läßt sich ein leichtes Verquetschen an den Schnittflächen nicht ganz vermeiden; es macht sich nicht so unangenehm *bemerkbar,* wie bei Watte, aber immerhin verzerren sich gelegentlich beim Trennen der Lagen die Fäden an den Schnittflächen. Infolgedessen kann man das Teilen mittels elektrischer Rollschere (vgl. S. 34) wohl als besseres Verfahren empfehlen.

3. Das Abpacken.

Die Grundsätze für das Verpacken von Verbandstoffen sind ziemlich die gleichen. Es liegt in der Natur der Dinge, daß sich beim Verpacken von Verbandmull und diesen ähnlichem Geweben ziemlich flache Pakete ergeben, während Wattepackungen wesentlich voluminöser sind. Soweit es sich nicht um gerollte oder zickzackförmig gelegte Verbandstoffe handelt, erfolgt das Verpacken stets von Hand, und zwar überwiegend ohne Formen. Nur dort wo scharfkantige Packungen (als

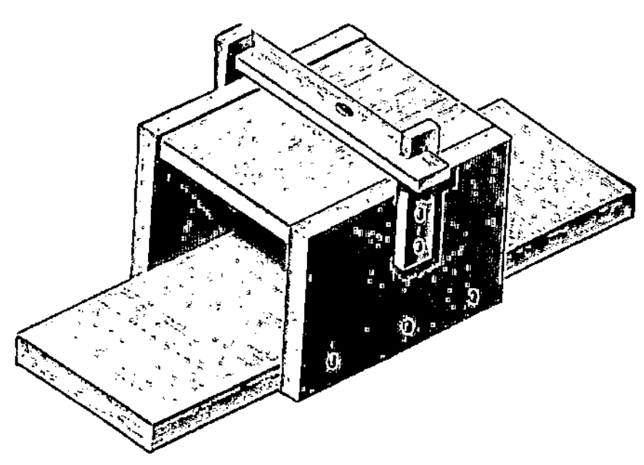

Abb. 24. Einfache Packform aus Holz für Wattepakete.

Ersatz für Faltschachtelpackung!) verlangt werden, bedient man sich hölzerner Packformen, wie sie Abb. 24 zeigt.

Geübte Packerinnen stellen auch ohne Formen stets gleichmäßig große und korrekte Packungen her, doch ist gelegentliche Kontrolle nicht zu entbehren.

4. Die Packmaterialien.

Im wesentlichen kommen nur Papiere und Faltschachteln in Frage, viel seltener, und dann nur zu Spezialzwecken, Gläser, Papp- und Blechdosen.

Für *chemisch reine Verbandstoffe*, also Verbandwatte und Verbandmull, wird überwiegend hochgebleichtes Pergamentersatzpapier in 60—80 g Schwere pro Quadratmeter genommen; auch hochgebleichtes Zellulosepapier in 60—80 g Schwere pro Quadratmeter hat sich bewährt. Für diese und alle anderen Papiersorten ist allgemein das Format von 75 × 100 cm üblich, das man sich für alle verschiedenen Packungen selbst entsprechend zerschneidet, oder bei großem Bedarf gleich passend zugeschnitten kommen läßt.

Polsterwatte, Zellstoffwatte, Holzwatte, Jute usw. packt man meist in gelbes, braunes oder blaues Papier von 80—100 g Schwere pro Quadratmeter, wobei einerseits die Gewohnheit der Kundschaft, andererseits der Wunsch, die verschiedenen Artikel schon rein äußerlich unterscheiden zu können, eine Rolle spielen. Auch geringere Verbandwatten packt man schon zur Unterscheidung vielfach in blaues Papier.

Imprägnierte Verbandstoffe werden — von anderen, später zu besprechenden Packungsarten abgesehen — meist in Pergamentpapier gepackt, doch legt man bei besonders flüchtigem Stoff noch dünnes Wachspapier ein. Für lichtempfindliche Verbandstoffe nimmt man schwarzes lochfreies Papier mit weißer Wachspapiereinlage.

Sterile Verbandstoffe werden erst in Filtrier- oder Fließpapier gepackt und nach dem Sterilisieren nochmals in Papier, Karton, Papp- oder Blechdosen, wie es verlangt wird. Weiteres siehe unter „Sterilisierung".

Besonders beliebt und zweckmäßig ist die *Faltschachtelpackung,* mit der wir uns jetzt beschäftigen wollen.

Faltschachteln werden flachliegend, d. h. zusammengelegt, von den Kartonnagenfabriken geliefert und geben, auseinandergefaltet, eine ansehnliche und zweckmäßige Verpackung für alle Verbandstoffe ab. Für nichtimprägnierte Verbandstoffe nimmt man blaue oder weiße Faltschachteln — zur Unterscheidung der Qualitäten, — für imprägnierte — mit Ausnahme der lichtempfindlichen — wohl nur weiße. Für lichtempfindliche Verbandstoffe sind schwarze Faltschachteln üblich, hauptsächlich wohl, um auch bei den Faltschachteln die gleiche Farbe zu haben, wie bei Papierpackung.

Neben diesen einfachen Packungen, die für den allgemeinen Handverkauf bestimmt sind, gibt es noch Sonderpackungen für einzelne Artikel oder für besondere Zwecke. So packt man z. B. Verbandgewebe, also Mull, imprägniert oder nichtimprägniert, aber auch wasserdichte Stoffe, wie Billrothbatist, Guttaperchapapier usw., vielfach in fertige *Papiertaschen,* die in den üblichen Größen und verschiedenen Farben, mit oder ohne Druck, im Handel zu haben sind.

Imprägnierte Verbandstoffe packt man auch in *Glas- oder Pappdosen,* und für die ärztliche Sprechstunde wählt man *Standkartons* oder *Blechbehälter mit Schlitzen,* durch die der Arzt mittels Pinzette das, was er gerade zur Operation gebraucht, herausziehen kann. Es würde bei der Vielseitigkeit der Verpackungsarten zu weit führen, an dieser Stelle alle Besonderheiten zu besprechen, doch sei noch *Cellophan* als besonders schmückendes und zweck=mäßiges Material erwähnt.

Die fertigen Packungen werden in handelsüblicher Weise mit geschmackvollen *Etiketten* versehen, bei denen aber das jahrzehnte=lang übliche rote Kreuz auf weißem Grunde bzw. das weiße Kreuz auf rotem Grunde zu vermeiden sind. Die Kopfseiten sind mit *Verschlußmarken*, die das Gewicht oder die Meterzahl anzeigen, zu verkleben, wenn man nicht vorzieht, eine Kopfseite mit einer Marke: „Hier öffnen" zu versehen. Letzteres kommt natürlich nur in Frage, wenn es sich um Packungen handelt, deren Inhalt so gepackt ist, daß er sich an einer Seite herausziehen läßt (haupt=sächlich Zickzackpackungen!). Statt der Kopf= und Verschluß=marken verwendet man vielfach auch *Banderolen*, die einen zuver=lässigen Verschluß gewährleisten und — bei geschmackvoller Aus=führung — außerordentlich schmücken können.

Will man die Etiketten mit den Firmen seiner Kunden ver=sehen, so richtet man sich zweckmäßigerweise eine kleine *Haus=druckerei* ein, deren Kosten nicht allzu groß sind.

Zum Verschnüren der Verbandstoffpakete verwendet man am besten dünnen, aber zugkräftigen *Bindfaden*, und zwar haupt=sächlich weißen. Ungebleichter Bindfaden würde den Eindruck der Packungen beeinträchtigen, — er ist allenfalls bei Polsterwatte zulässig, — und wenn man für die Lagerhaltung die verschiedenen Watte= oder Gewebesorten äußerlich besonders kenntlich machen will, so kann man sich zu diesem Zwecke farbiger Bindfaden aller Art bedienen.

D. Das Imprägnieren.

1. Allgemeines.

Auch heute nimmt das Imprägnieren einen nicht unbeträcht=lichen Raum innerhalb der Verbandstoff-Fabrikation ein, wenn auch der Verbrauch infolge des Sterilisationsverfahrens zugunsten der sterilen Verbandstoffe nachgelassen hat.

So erklärt es sich, daß kleinere Betriebe oftmals auf eigene Imgrägniereinrichtung verzichten, und ihren geringen Bedarf bei größeren Konkurrenten decken; wer es aber ermöglichen kann, sollte sich nicht scheuen, sich auch auf diesen Teil der Verbandstoff-Fabrikation einzurichten.

Sehen wir einmal, welche *Einrichtungen zum Imprägnieren* nötig sind.

Zunächst ist ein dem Umfange der vorgesehenen Leistung entsprechender Arbeitsraum, Laboratorium, einzurichten, der möglichst glatten, steinernen Boden und gekachelte Wände haben soll. Eine Verbindung zu den anderen Arbeitsräumen ist wegen Feuers- bzw. Explosionsgefahr zu vermeiden, dagegen sind leicht zu öffnende Fenster und Türen ins Freie vorzusehen. An diesen Arbeitsraum muß sich ein *Trockenraum* von angemessener Größe schließen, und zwar mit Verdunklungsmöglichkeit für das Trocknen lichtempfindlicher Verbandstoffe. Beide Räume sind mit Dampfheizung und elektrischem Licht ausgestattet. Das Laboratorium ist selbstverständlich außerdem je nach Umfang mit fließendem Wasser und einem oder mehreren Abwaschbecken zu versehen.

Für *Lösungsmittel*, wie Spiritus, Äther, Benzin usw. sind explosionssichere, eiserne Behälter zu beschaffen, die bei größeren Mengen zweckmäßigerweise in einem besonderen Raum aufbewahrt werden; daneben sind aber für den Tagesgebrauch kleinere Behälter mit deutlicher Beschriftung zu halten. Alle übrigen Zutaten, also Antiseptica, Fixierungsmittel, Farbstoffe usw. bewahre man in zuverlässigen Standgefäßen mit deutlicher Beschriftung auf. Die Größe der Standgefäße ergibt sich von selbst aus dem Umfang des Fabrikationsprogramms.

Zum *Abwiegen* der Zutaten beschaffe man eine geeichte Waage, die auch das einwandfreie Gewicht kleinster Mengen nach Milligramm gewährleistet.

Dem *Abmessen* von Flüssigkeiten dienen Meßgefäße — Mensuren — aus Glas oder Porzellan in verschiedenen Größen mit Graduierung, je nach Art der zu erledigenden Arbeiten. Kleine graduierte Mensuren, die das Ablesen nach einzelnen Grammen gestatten, dürfen nicht fehlen.

Das *Imprägnieren* selbst erfolgt auf Tischen von mindestens 2½ m Länge und 1 m bis 1,20 m Breite, damit Wattevließe von 2 m Länge und Mull von 1 m Breite ausgebreitet und verarbeitet werden können. Die Tische sind oben mit Rohglasplatten zu bedecken, unten können sie Schrankform haben, um Imprägniergeräte usw. aufnehmen zu können.

Man ist in den letzten Jahrzehnten wohl allgemein dazu übergegangen, sich beim Imprägnieren eines möglichst starken Druckes
zu bedienen, einesteils, um durch dies Verfahren Material zu sparen,
andernteils um zu einer genaueren Dosierung zu kommen.

Die früher, und hie und da jetzt noch übliche Methode, die
Verbandstoffe durch die Wringmaschine zu ziehen, muß als gänzlich veraltet und unrationell abgelehnt werden. Es sind hierfür
immer überschüssige Flüssigkeitsmengen erforderlich, die selten in
einwandfreiem Zustande zurückge-
wonnen werden, also die Gestehungs-
kosten unnötig erhöhen. Außerdem
ist aber der Druck der Wringwalzen
nicht immer groß genug, um den
Verbandstoff so auszupressen, daß
er nicht nachher noch zuviel Tropf-
flüssigkeit abgibt und übermäßig
lange Zeit zum Trocknen beansprucht.

Wir sind uns demnach darüber
klar, daß der Druck der Wringmaschine durch stärkeren Druck zu
ersetzen ist, und diesen Zweck erfüllen sowohl *Spindelpressen* wie
hydraulische Pressen. Die ersteren
wird man nur anwenden, wenn es
sich um Anlagen bescheidenen Um-

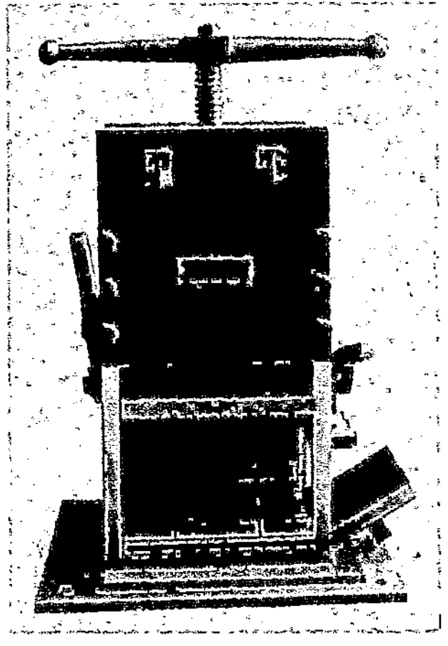

Abb. 25. Kleine Spindelpresse mit
Preßkasten.

fanges und geringer Leistung handelt, während hydraulische
Pressen überall dort am Platze sind, wo es sich um rationelles
Arbeiten und um ein umfangreiches Arbeitsprogramm handelt.

Für gelegentliche Anfertigung einiger Stücke Jodoformgaze
oder einiger Kilo Sublimatwatte oder dgl. genügt eine Spindelpresse wie Abb. 25 mit einer Preßfläche von 17×21 cm, will man
aber Mengen von 10—15 Stück Mull oder ebenso viel Kilo Watte
imprägnieren, so ist eine *hydraulische Pressen* mit einer Preßfläche
von etwa 60×60 cm bei mindestens 100 cm Hubhöhe nicht zu
entbehren (Abb. 26).

Der Vorteil solch starker Presse liegt darin, daß man immer nur
1 kg Flüssigkeit auf 1 kg Verbandstoff benötigt, und dadurch eine
denkbar genaue Dosierung und Verteilung erreicht, ein Minimum

an Lösungsmaterial verbraucht, und dadurch wiederum ein schnelles Trocknen erzielt. Alle Verbandstoffe werden freilich nicht mittels Pressen imprägniert, man bedient sich vielmehr auch des Knetverfahrens, mit dem wir uns im folgenden Abschnitt eingehender beschäftigen.

Um beim Imprägnieren möglichst gegen Geruch und Beschmutzung geschützt zu sein, bedienen sich die arbeitenden Personen gut schließender *Mäntel* und eines geeigneten *Kopfschutzes*, vor allem sollte man möglichst nur mit *Gummihandschuhen* arbeiten.

2. Grundsätzliches über Imprägniermethoden.

Es ist bekannt, daß die meisten imprägnierten Verbandstoffe mit bestimmten Angaben in den Handel kommen, die besagen, in welcher Stärke die Imprägnierung erfolgte. Man spricht von 5-, 10- oder 20 proz. Jodoformgaze, Dermatolgaze

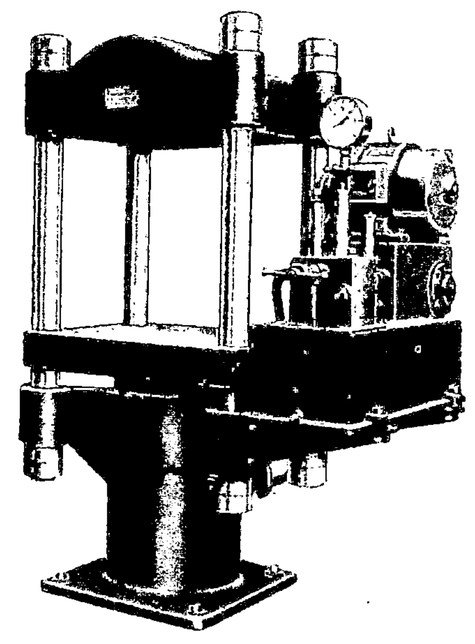

Abb. 26. Hydraulische Presse mit elektrischer Pumpe (Scheumann & Wolf, Freital-Deuben).

usw. und nimmt als selbstverständlich an, daß *in* 1 kg solcher Präparate beispielsweise 10% Jodoform, Dermatol od. dgl. vorhanden seien. Diese Auffassung ist auch zweifellos richtig und heute allein gültig, aber man war früher der Meinung und könnte, weil vorteilhafter, auch heute dazu neigen, eine Prozentuierung von 5, 10 oder 20% *auf* 100 Gewichtsteile als richtig anzusehen.

Wenn man 1 kg Verbandstoff mit 10% eines Präparates imprägniert, hat man ein Gesamtgewicht von 1100 g, während man bei der anderen richtigen Methode 900 g Verbandstoff + 100 g Antiseptikum = 1 kg Fertigpräparat hat, also zu einer ungünstigeren Kalkulation kommt.

Jeder, der sich ernsthaft mit diesen Dingen befaßt und sorgfältig seine Selbstkosten festzustellen bemüht ist, muß auf diesen Unterschied in der Herstellungsweise stoßen und unter Umständen dazu neigen, sich die wirtschaftlich vorteilhaftere Methode anzueignen. Aus diesem Grunde ist an dieser Stelle mit Bedacht auf die verschiedenen Auffassungen hingewiesen, und die richtige Methode so gekennzeichnet, daß sie bei gutem Willen nicht übersehen werden kann.

Ehe wir uns nun in die einzelnen Vorschriften für die Imprägnierung der verschiedenen Verbandstoffe verlieren, sei darauf aufmerksam gemacht, daß man alle Imprägnierungen in zwei Gruppen zu teilen hat, für die die Arbeitsmethoden verschieden sind.

Wir unterscheiden solche Verbandstoffe, bei denen sich die Antiseptika lösen lassen (in Wasser, Spiritus, Äther usw.) und solche, bei denen unlösliche Antiseptika verwendet werden.

Die erste Gruppe mit löslichen Antiseptiken wird stets im *Preßverfahren* hergestellt, die letztere läßt sich nur im *Knetverfahren* herstellen. Wir sagten, daß beim Preßverfahren eine genaue Dosierung und gleichmäßige Verteilung möglich sei: Das ist beim Knetverfahren ebenfalls möglich, aber die Arbeit erfordert ganz besondere Gewissenhaftigkeit und Genauigkeit, auch lassen sich nicht so leicht und so schnell große Mengen herstellen, wie dies beim Preßverfahren möglich ist. Die Herstellung zuverlässiger Verbandstoffe im Knetverfahren wird immer ein Prüfstein für die Leistungsfähigkeit einer Verbandstoff-Fabrik sein.

3. Imprägniervorschriften.

Es sei vorausgeschickt, daß mit Bedacht auf die Anführung veralteter Verbandstoffe, die nur die Übersichtlichkeit hindern würden, verzichtet ist. Die nachstehende Zusammenstellung umfaßt nur die jetzt noch in Deutschland üblichen Imprägnierungen, wobei wir alle Präparate, zu denen lösliche Antiseptika verwendet werden, als „Gruppe A" bezeichnen, während die übrigen Verbandstoffe den Zusatz „Gruppe B" tragen.

Für „*Gruppe A*" gilt im allgemeinen das folgende Verfahren: Man stellt eine für das zu imprägnierende Material hinreichende Lösungsmenge her, also 1 kg Lösung auf 1 kg Verbandstoff, aber mit dem Unterschied, daß Lösungen mit stark flüchtigen Mitteln, in erster Linie aether sulfuricus, nur in solch kleinen Mengen hergestellt werden, als sich schnell in einem Arbeitsgang verarbeiten lassen. Alle übrigen Lösungen, die entweder nur mit Wasser oder mit Teilmengen Spiritus zusammengesetzt werden, stellt man zweckmäßigerweise auf einmal her. Das Imprägnieren nimmt man auf einem großen, mit einer Rohglasplatte bedeckten Tisch vor, der genügend groß ist, um normale Wattevließe und Mullstücke von 100×100 cm Größe bequem aufzunehmen. Man füllt die für ein Wattevließ oder ein Stück Mull errechnete Flüssigkeitsmenge in eine graduierte Mensur aus Glas oder Porzellan und gießt sie durch ein Porzellansieb, welches die linke Hand möglichst schnell über alle Teile des Verbandstoffes führt. Auf diese Weise wird die Flüssigkeit möglichst gleichmäßig verteilt. Dann schlägt man die Watte oder den Mull zwei- bis dreimal der Länge nach zusammen und rollt schnell zusammen, um diese Rolle dann in die Presse zu bringen. Ist die Imprägnierflüssigkeit sehr flüchtig, so muß jede Rolle sofort in Pergamentpapier, Mosetigbatist od. dgl. eingewickelt werden, und es darf nicht zuviel Zeit vergehen, bis die Ware unter Druck kommt.

Arbeitet man kleine Mengen auf einer Spindelpresse, so ist es auf alle Fälle zweckmäßig, jedes Wattevließ oder jeden Mullabschnitt für den Preßvorgang in Pergamentpapier od. dgl. zu schlagen, einmal, um Beschmutzung zu verhindern, das andere Mal, um vorzeitiges Entweichen der Imprägnierflüssigkeit zu vermeiden. Bei einer großen Presse tut man gut, den ganzen Preßkasten mit Pergamentpapier, Mosetigbatist od. dgl. auszuschlagen, und zwar kann man sich für die verschiedenen Imprägnierungen besondere wasserdichte Tücher halten, die immer wieder benutzt werden. Bei Jodoformpräparaten wird sich außerdem Einzeleinpapierung nicht umgehen lassen.

Ist eine Presse beschickt, so bringt man sie auf den höchstmöglichen Druck und läßt den Verbandstoff 15—20 Minuten unter Druck. Sollten sich nach dem Pressen noch Ungleichmäßigkeiten zeigen, so faltet man den fehlerhaften Verbandstoff recht schnell in entgegengesetzter Weise um und setzt ihn nochmals 10 Minuten schärfstem Druck aus. Die Verteilung der Imprägnierflüssigkeit wird dann eine absolut gleichmäßige sein.

Verbandgewebe, die für Packungen zu $\frac{1}{4}$—1 m bestimmt sind, wird man zweckmäßigerweise vor dem Imprägnieren teilen, muß die geteilte Stückware aber so wieder aneinander legen, daß die *Teilmengen als ganze Stücke erscheinen,* und das Übergießen mit

Flüssigkeit genau so erfolgen kann, als verarbeitete man ganze Stücke. Beim Trocknen und Pressen ist sinngemäß zu verfahren.

Verbandstoffe, die mit ätherischen Lösungen imprägniert sind, werden nach dem Pressen lediglich etwas in der Luft geschwenkt, um den Äther verdunsten zu lassen; aufhängen zwecks Trocknen ist nicht erforderlich. Watten dieser Art sind sehr vorsichtig anzufassen und zu bewegen, weil die Gefahr des Zerreißens besteht.

Alle übrigen Verbandstoffe hängt man nach dem Pressen zum Trocknen auf Schnüren oder Bambusstäben auf, wobei letzteren der Vorzug zu geben ist, weil die zu trocknenden Verbandstoffe gerade hängen und nicht, wie bei Schnüren, verzerrt werden. Schnüre müssen nach jedesmaligem Gebrauch erneuert, Bambusstöcke jedesmal mit frischem Pergamentpapier umwickelt werden.

Ein idealer Ersatz für Bambusstäbe, die doch immer mit Papier umwickelt werden müssen, sind Glasstäbe, die man nach jedesmaligem Gebrauch nur abzuwaschen braucht. Leider sind diese ziemlich teuer, aber bei einiger Vorsicht können sie lange halten, so daß sich die Anschaffung unter Umständen doch lohnt.

Der Trockenraum muß nach Bedarf verdunkelt werden, auch der Imprägnierraum ist vor direktem Sonnenlicht zu schützen. Dampfheizung ist im Trockenraum nur erforderlich, wenn der Trockenprozeß besonders beschleunigt werden muß.

Gruppe B behandelt man wie folgt: Im Gegensatz zu Gruppe A kann man hier immer nur Teilmengen verarbeiten und ist auf Kneten mit den Händen angewiesen. Verbandwatten kommen für Gruppe B kaum in Betracht, wir werden uns also nur mit Verbandgeweben zu befassen haben. Sollten in ganz seltenen Fällen einmal Watten nach Gruppe B gefragt werden, so sind sie sinngemäß nach Art der Gewebe, aber unter Berücksichtigung der geringeren Widerstandsfähigkeit gegen Kneten, zu behandeln.

Man bedient sich für die Imprägnierung aller Verbandgewebe aus Gruppe B emaillierter Wannen von etwa 75 cm Länge, 45 cm Breite, und etwa 25 cm Höhe, die keinerlei schadhafte Stellen haben dürfen. In diese schüttet man das Antiseptikum nebst Zutaten laut Rezepten, verreibt alles zur Emulsion, und verdünnt diese mit den vorgesehenen Mengen Flüssigkeit unter beständigem Rühren. In die in Bewegung befindliche Flüssigkeit taucht man schnell den

Verbandstoff, indem man ihn nochmals wendet, um eine möglichst gleichmäßige Verteilung zu erreichen. Die Flüssigkeit ist stets reichlich zu bemessen, so daß sich immer überflüssige Mengen bilden, in denen man zu stark behaftete Gewebestücke auswaschen und zu wenig bedeckte aufs Neue eintauchen kann. Durch diese wechselnde Behandlung erzielt man unter fortgesetztem Kneten schließlich eine ganz gleichmäßige Verteilung der Antiseptika. Es ist darauf zu achten, daß jede Gewebemenge, die jeweils zur Verarbeitung gelangt, bei Herausnahme aus der Wanne die Gesamtmenge an Antiseptiken aufgenommen hat, so daß ein etwaiger Rest von Flüssigkeit klar erscheint, also keine Reste der Antiseptika enthält. Nur so ist eine genaue Dosierung der Verbandstoffe gesichert.

Auch bei dieser Gruppe teilt man Verbandmull, der nachher zu Packungen von ¼—1 m verarbeitet werden soll, zweckmäßigerweise vor dem Imprägnieren in die erforderlichen Abschnitte ein und verarbeitet hiervon jeweils solche Mengen aufs mal wie ungefähr dem Gewicht von 10 qm Mull entspricht.

Das Trocknen erfolgt am besten auf Bambusstangen, die immer frisch mit Pergamentpapier bezogen werden, im verdunkelten Raum.

4. Rezepte für Imprägnierung von Verbandwatte.

Borsäurewatte 10%.

(Gruppe A.)

Man nimmt auf 1 kg Verbandwatte

110 g Acid. boric. cryst.,

löst diese in 1 Liter kochendem Wasser auf und gießt die Lösung durch ein Porzellansieb möglichst gleichmäßig auf die ausgebreitete Watte. Dann faltet man die Watte auf ein Drittel der Breite, rollt sie und bringt sie in die Presse, wo sie 15—20 Minuten unter Druck bleibt. Ist der Preßkasten mit wasserdichtem Papier oder wasserdichtem Stoff ausgeschlagen, so ist es nicht nötig, jedes einzelne Wattevließ einzupacken; im andern Falle packe man jedes Vließ sorgfältig ein, damit es durch die Presse nicht beschmutzt werden kann.

Nach dem Pressen trocknet man warm auf Bambusstäben, die mit Papier umwickelt sind, oder auf frischen Schnüren.

Capsicinwatte.
(Gruppe A.)

Man nimmt auf 1 kg Verbandwatte

110 g Capsicum-Extrakt,
80 g Glyzerin DAB.,
0,810 l Spiritus 90%.

Die Lösung wird möglichst fein und gleichmäßig auf die ausgebreitete Watte verteilt, die Watte gefaltet, gerollt, und etwa 20 Minuten scharf gepreßt. Sollten sich nach dem Pressen Ungleichmäßigkeiten zeigen, so wird die Watte neu gefaltet und gerollt und nochmals 10 Minuten gepreßt. Nach diesem zweiten Pressen wird die Watte ganz gleichmäßig sein. Kalt oder mäßigwarm trocknen.

Dieses Verfahren liefert nicht ein absolut gleichmäßiges Fabrikat, wie man es bei den bekannten Markenwaren gewohnt ist, denn letztere erfordern eine besondere Verarbeitung. Immerhin wird die so hergestellte Capsicinwatte durchaus brauchbar sein, wird auch ziemlich gleichmäßig in der Farbe ausfallen, wenn man von nicht zu vermeidenden bläulichen Streifen, die sich fast regelmäßig zeigen, absieht. Eine in der Farbe durchaus gleichmäßige Capsicinwatte läßt sich nur so erzielen, daß man die Watte nach dem Imprägnieren nochmals krempelt. Wer über eine eigene Krempelanlage verfügt, muß ausprobieren, ob das zur Verfügung stehende gebleichte Rohmaterial so beschaffen ist, daß man das erste Krempeln vermeiden und die gebleichte Baumwolle in großen Flocken imprägnieren und dann krempeln kann — bei *kleinen* Flocken kann von dem Imprägnieren derselben nur abgeraten werden —, oder ob es zweckmäßig ist, ganze Vließe erst zu imprägnieren und diese dann nochmals durch die Krempel laufen zu lassen. Erst durch den Krempelprozeß erhält man eine ganz gleichmäßige Capsicinwatte.

Karbolsäurewatte 5%.
(Gruppe A.)

Man nimmt auf 1 kg Verbandwatte

60 g Acid. carbol. liquef.,
440 g Spiritus 90%,
500 g destilliertes Wasser.

Die Lösung wird durch ein Porzellansieb möglichst gleichmäßig auf die Watte verteilt, dann faltet man die Watte, rollt sie und bringt sie unter Druck, wo sie etwa 20 Minuten bleibt. Kalt oder mäßig warm trocknen.

Zum Pressen einpapieren oder Preßkasten mit Papier ausschlagen.

Karvacrolzahnwatte 20%.
(Gruppe A.)

Man nimmt auf 1 kg beste, langfaserige Verbandwatte

> 220 g Carvacrol,
> 60 g Glyzerin,
> 0,750 l Spiritus 90%.

verteilt die Lösung möglichst gleichmäßig auf die Watte. Falten, Rollen und Pressen wie bei anderen Watten von Gruppe A; mäßig warm oder kalt trocknen. Gut verschlossen aufbewahren.

Kokainzahnwatte 3%.
(Gruppe A.)

Man nimmt auf 1 kg beste, langfaserige, Verbandwatte

> 33 g Kokain, salzsaures,
> 30 g Glyzerin DAB.,
> 1 l destilliertes Wasser.

Durch Porzellansieb gleichmäßig auf Watte verteilen, falten, rollen und pressen, wie üblich; warm trocknen und gut verschlossen aufzubewahren.

Kokain-Morphiumzahnwatte 3%.
(Gruppe A.)

Man nimmt auf 1 kg beste, langfaserige Verbandwatte

> 22 g Kokain,
> 11 g Morphium, salzsaures,
> 30 g Glyzerin DAB.,
> 1 l destilliertes Wasser.

Verarbeitung wie bei Kokainzahnwatte.

Eisenchloridwatte 20%.
(Gruppe A.)

Auf 1 kg Verbandwatte nimmt man

> 500 g Eisenchloridlösung,
> 500 g destilliertes Wasser,

gießt die Lösung aus einem Glas- oder Porzellangefäß durch ein
Porzellansieb so auf die flach ausgebreitete Watte, daß die Flüssigkeit möglichst gleichmäßig verteilt ist. Man faltet, rollt und preßt,
wie für Gruppe A beschrieben, achte aber auf sorgfältige Einzelverpackung der imprägnierten Vließe, da Eisenchloridlösung außerordentlich fleckt, u. U. den Preßkasten dauernd beschädigen könnte.
Jede Berührung mit Eisenteilen ist zu vermeiden. Nach dem
Pressen bei mäßiger Wärme und vor Licht geschützt trocknen.
Fertige Watte vor Luft und Licht schützen.

Ferropyrinwatte 20%.
(Gruppe A.)

Man nimmt auf 1 kg Verbandwatte

220 g Ferropyrin,
100 g Glyzerin DAB.,
0,9 l destilliertes Wasser.

Die Lösung wird gleichmäßig auf die Watte verteilt. Dann faltet,
rollt und preßt man, wie bei Gruppe A üblich. Trocknen und
Aufbewahren wie Eisenchloridwatte.

Gichtwatte (nach PATTISON).
(Gruppe A.)

Auf 1 kg Verbandwatte nimmt man

7,5 g Benzoe pulv.,
7,5 g Dammar pulv.,
7,5 g Santelholz-Extrakt,
1000   g Spiritus 90%.

Nachdem die drei Zusätze in dem Spiritus einwandfrei gelöst sind,
schüttet man die Lösung im Verhältnis 1:1 auf die ausgebreitete
Watte, wobei auf möglichst gleichmäßige Verteilung durch das
Sieb zu achten ist. Falten, Rollen und Pressen, wie üblich, und
nachher kalt oder mäßig warm trocknen.

Jodwatte 10%.
(außerhalb der Gruppen A und B)

Die Herstellung von Jodverbandstoffen erfordert kein Lösungsmittel, vielmehr läßt man das Jod durch Verdampfen in den Verbandstoff eindringen.

Man nehme auf 1 kg Verbandstoff

110 g Jodum cryst.,

welches man möglichst gleichmäßig zerrieben auf den Verbandstoff zerstreut. Dann erhitze man ein genügend großes Weithalsglas so, daß die kalte Luft verdrängt wird, und fülle dann die Watte oder den Mull so ein, daß das Jodpulver gegen Herausfallen gesichert ist. Man verkorkt sorgfältig und bindet mit gut glyzeriniertem Pergamentpapier zu, bringt das ganze in ein Wasserbad von 50 bis 60°, bis sich das Jod völlig zersetzt und den Verbandstoff gleichmäßig durchdrungen hat. Ist dieser Prozeß beendet, so füllt man den Verbandstoff aus und bringt ihn *sofort* an einen *kühlen* Ort, weil sich sonst wieder Kristalle bilden würden. Vor Licht und Luft sorgfältig abschließen.

Jodoformwatte 4 und 10%.
(Gruppe A.)

Auf 1 kg Verbandwatte nimmt man bei

4% Jodoformwatte:	*10% Jodoformwatte:*
44 g Jodoform praecip.,	110 g Jodoform. praecip.,
50 g Glyzerin DAB.,	100 g Glyzerin DAB.,
0,5 l Spiritus 90%,	0,4 l Spiritus 90%,
0,5 l Äther sulfur. 0,720.	1 l Äther sulf. 0,720.

Man löst das Jodoform in den angegebenen Flüssigkeiten unter Rühren mit einem Glasstab in einer graduierten Mensur auf und schüttet die Lösung, die klar und ohne Rückstände sein soll, durch ein Porzellansieb möglichst gleichmäßig und schnell auf die ausgebreitete Watte. Dann faltet man die Watte der Länge nach auf ein Drittel der Breite, rollt sie fest und schnell zusammen, bringt sie in Pergamentpapier oder in ein wasserdichtes Tuch und darin unter die Presse. Hier bleibt die Jodoformwatte etwa 15 Minuten, damit die Lösung gleichmäßig alles durchdringt. Sollte die Watte nach dem Pressen nicht einwandfrei durchtränkt sein, so legt man sie schnell nochmals, aber in anderer Richtung, in Falten, rollt sie zusammen und preßt nochmals etwa 10 Minuten. Nach beendetem Pressen die einzelnen Vließe leicht in der Luft schwenken, damit die Lösungsmittel verfliegen.

Sämtliche Handgriffe müssen schnell erfolgen, damit die Lösung *nicht vorzeitig verfliegt.*

Mentholzahnwatte 5%.
(Gruppe A.)

Auf 1 kg beste, langfaserige Verbandwatte

55 g Menthol,
1 l Spiritus 90%,
60 g Glyzerin DAB.

Die Lösung möglichst gleichmäßig auf die Watte verteilen, falten, rollen und pressen. Kalt trocknen und gut verschlossen aufbewahren.

Ohrenwatte, hydromise.
(Gruppe A.)

Man verwendet hierzu rosa oder fleischfarben gefärbte langfaserige Watte und nimmt auf 1 kg

80 g Paraffinum solidum, welches man in
1 l Benzin DAB. löst.

Man verteilt die Lösung möglichst schnell und gleichmäßig, faltet, rollt und preßt, wie bei allen Watten der Gruppe A, und läßt das Benzin verdunsten.

Salizylwatte 4 und 10%.
(Gruppe A.)

Auf 1 kg Verbandwatte nimmt man bei

4% Salizylwatte:	*10% Salizylwatte:*
44 g Acid. salicyl. praecip., löst diese in	110 g Acid. salicyl. praecip.
0,25 l Spiritus 90% auf, setzt	0,5 l Spiritus 90%
30 g Glyzerin DAB. und	75 g Glyzerin DAB.,
0,75 l destilliertes Wasser zu.	0,5 l destilliertes Wasser.

Verarbeitung beider Sorten wie bei Borsäurewatte usw.

Sublimatwatte.
(Gruppe A.)

Auf 1 kg Verbandwatte nimmt man

3 g Hydrarg. bichlorat. corros.,
3 g Chlornatrium.

Man pulverisiert ganz fein und löst in

1 l destilliertem Wasser auf.

Man übergießt, faltet, rollt und preßt, wie bei allen Gruppen der Watte A und trocknet auf Bambusstäben oder Schnüren. Soll die

Sublimatwatte rosa gefärbt sein, so setzt man der Imprägnierlösung pro Kilogramm

0,02 g Säure-Fuchsin zu.

Bei der starken Giftigkeit des Sublimats ist peinlich darauf zu
achten, daß dasselbe vollkommen gelöst ist!

5. Rezepte für Imprägnierungen von Verbandgazen.

Airolgaze 5%.

(Gruppe B)

Man nimmt auf 1 kg Verbandgaze

55 g Airol,
4 l Benzin DAB.,
10 g Kolophonium.

Das Kolofonium wird erst pulverisiert, dann in etwa 100 g Benzin
gelöst, und diese Lösung dem übrigen Benzin beigefügt. Man darf
Airolgaze niemals in größeren Abschnitten als 10 qm imprägnieren,
denn bei größeren Abschnitten würde der Knetprozeß kein gutes
Präparat ergeben.

Man schüttet in eine emaillierte Wanne die für 10 m Mull erforderliche Menge Benzin und fügt die entsprechende Menge Airol
hinzu, rührt möglichst schnell um, so daß das Airol, welches sich in
dem Benzin nicht auflöst, immer in Bewegung bleibt und sich
nicht zu Boden setzen kann. In diese graue Flüssigkeit taucht man
möglichst schnell den Mull, wendet ihn, damit auch die Rückseite
etwas abbekommt, und knetet dann die Ware sehr schnell durch.
Die beim Kneten herausquillende Flüssigkeit wird immer wieder
verwendet, und man tupft die Stellen, die noch ungleichmäßig sind,
in die Flüssigkeit hinein, knetet solange, bis das Airol gleichmäßig
auf den ganzen Stoff verteilt ist, was sehr leicht zu sehen ist. Man
schüttet nach Bedarf etwas Benzin nach, wenn an einer Stelle zuviel Airol sitzt und an anderer Stelle noch nichts.

Für 10 m Mull, deren Gewicht man mit etwa 300 g annehmen
kann, nimmt man zweckmäßigerweise zunächst kein volles Liter
Benzin, sondern hält etwas in Reserve, um es, solange sich beim
Kneten Unregelmäßigkeiten zeigen, nach Bedarf nachschütten zu
können.

Eine ganz genaue Anweisung läßt sich kaum geben, man kann
vielmehr nur das Grundsätzliche der Arbeitsweise klarlegen. Wenn

dies beachtet und sinngemäß durchgeführt wird, muß man eine tadellos graugrüne Gaze erhalten. Ist die Airolgaze hinreichend geknetet, also gleichmäßig gefärbt, so preßt ·man sie mit den Händen mäßig aus, nimmt sie schnell auseinander und schwenkt sie, damit das Benzin schnell verfliegt.

Das übrigbleibende Benzin kann für die nächsten 10 m verwendet werden, und wenn nach Schluß des Imprägnierens noch etwas vorhanden ist, kann auch dies für die nächste Imprägnierung zurückgestellt werden.

Bismuth-subgallat-Gaze 5%.
(Gruppe B.)

Man nimmt auf 1 kg Verbandgaze

55 g Bismuth-subgallat und
125 g Glyzerin DAB.,

· gießt das letztere zunächst in eine saubere, emaillierte Wanne und schüttet das Bismuth-subgall.-Pulver nach. Beides verrührt man, bis es eine gleichmäßige Emulsion ist, gießt dann bis zur doppelten Gewichtsmenge des Mulls destilliertes Wasser zu und rührt kräftig, so daß die Emulsion in dem Wasser gleichmäßig verteilt ist. In diese graugelbe Brühe taucht man schnell den Mull ein und knetet gut durch.

Bismuth-Subgallatgaze und alle anderen Gazen, die in gleicher Weise gearbeitet werden, imprägniert man zweckmäßigerweise niemals in größeren Stücken als 10 m, weil sich größere Mengen nicht gleichmäßig kneten lassen. Man taucht den Mull möglichst schnell in die fertige Lösung, wendet ihn, damit die Rückseite auch etwas abbekommt, und knetet dann die Ware durch. Die beim Kneten herausquillende Flüssigkeit wird immer wieder verwendet und man tupft die Stellen, die noch weiß oder hell sind, in die Flüssigkeit hinein, knetet solange, bis das Bismuth gleichmäßig auf den ganzen Stoff verteilt ist, was sehr leicht zu sehen ist. Wenn nötig, schüttet man noch etwas Flüssigkeit zu, hauptsächlich dann, wenn sich an einer Stelle zuviel Pulver angesetzt hat, während an anderen Stellen nichts ist. Eine genaue Anweisung über das Kneten läßt sich nicht geben, man muß immer nur beachten, daß das Bismuth möglichst gleichmäßig verteilt ist, und solange muß eben geknetet und immer wieder in die Flüssigkeit hineingetaucht werden, bis die gleichmäßige Verteilung erreicht ist. Nötigenfalls muß man die Gaze einmal umlegen, um eine bessere Verteilung zu erzielen.

Zweckmäßigerweise nimmt man zu Anfang nicht gleich die doppelte Menge Wasser, sondern etwa die 1½fache und behält etwas Wasser in Reserve, um nach Bedarf zuzuschütten.

Es ist nicht gut, allzuviel Wasser zu nehmen, weil die Gaze um so schwerer trocknet, je mehr Wasser verwendet worden ist. Ist die Gaze gut durchgeknetet, also vollständig gleichmäßig, so daß an keiner Stelle dunklere oder hellere Flecken erscheinen, so kann man sie herausnehmen, legt sie auseinandergenommen über Schnüre oder Bambusstöcke und läßt gut abtropfen; je nachdem, ob man die Gaze in einer oder in mehreren Schichten übereinanderlegt, wird der Trockenprozeß in 12—36 Stunden beendet sein.

Borsäuregaze 10%.

(Gruppe A.)

Man nimmt auf 1 kg Verbandgaze

110 g Acid. boric. cryst., löst diese in
1 l kochendem Wasser auf

und gießt die Lösung durch ein Porzellansieb auf den flach ausgebreiteten Verbandstoff in möglichst sorgfältiger Verteilung. Dann faltet man den Verbandstoff auf etwa ein Viertel bis ein Drittel seiner Breite, rollt ihn und bringt ihn, in Pergamentpapier oder Mosetigbatist gewickelt, unter die Presse, wo er etwa 15 Minut. unter Druck bleibt. Nach dem Pressen rollt und entfaltet man den Verbandstoff und trocknet auf Bambusstäben, die man mit Pergamentpapier umwickelt hat oder auf Schnüren.

Das Einzeleinwickeln der Gaze zum Pressen ist bei größeren Mengen entbehrlich, wenn man die Presse selbst sorgfältig mit Pergament, Mosetigbatist od. dgl. ausgeschlagen hat.

Borsäurelint 5%.

(Gruppe A.)

Lint ist ein den Verbandgazen verwandter Verbandstoff, der, ebenso wie diese, aus Baumwollgarn gefertigt, entfettet und gebleicht wird. Allerdings wird Lint aus dickem, lose gedrehtem Garn gearbeitet, und im Hinblick auf seinen besonderen Verwendungszweck in der Augenheilkunde einseitig gerauht, um weich zu sein. Lint wird etwa 40 cm breit geliefert. Das laufende Meter wiegt etwa 60 g.

Zur Herstellung von Borsäurelint (5%), nimmt man auf

1 kg Lint
55 g Acidum boric. cryst., löst diese in
1 l kochendem Wasser

auf und übergießt das in Meterlagen übereinander liegende Lint mit der dem Gewicht entsprechenden Flüssigkeitsmenge. Dann packt man das zusammengelegte Lint in Papier oder wasser- dichten Stoff und preßt etwa 15 Minuten. Nachher auseinander halten und auf Schnüren oder Bambusstäben kalt oder mäßig warm trocknen.

Sofern Borlint rosa gefärbt verlangt wird, setzt man der Imprägnierlösung auf je 10 Liter 0,75 g Säurefuchsin zu.

Borsäurelint 10%.
(Gruppe A.)

Verfahren wie bei Borsäurelint 5%, nur nimmt man auf je 1 Liter Wasser

110 g Acidum boric. cryst.

statt 55 g.

Karbolsäuregaze 5%.   Karbolsäuregaze 10%.
(Gruppe A.)   (Gruppe A.)

Man nimmt auf 1 kg Verbandgaze.

60 g Acidum carbol. liquef.,	120 g Acidum carbol. liquef.
0,4 l Spiritus 90%,	0,4 l Spiritus 90%,
30 g Glyzerin DAB.,	60 g Glyzerin DAB.,
0,55 l destilliertes Wasser.	0,45 l destilliertes Wasser.

Tränken, Pressen und Trocknen,   Weiterverarbeitung wie
wie bei Borsäuregaze.   bei Borsäuregaze.

Chlorjodoxychinolingaze 5%.
(Gruppe B.)

Man nimmt auf 1 kg Verbandgaze

55 g Chlorjodoxychinolin,
125 g Glyzerin DAB.

und arbeitet im übrigen genau so, wie bei Bism. subg.-Gaze an- gegeben.

Chlorjodoxychinolingaze läßt sich auch nach dem Verfahren der Gruppe A herstellen, und zwar, wenn man das Chlorjodoxychinolin in siedendem Alkohol auflöst. In Fällen wo Chlorjodoxychingaze, mit Alkohol gearbeitet, verlangt wird, ist das Verfahren folgendes:

55 g Chlorjodoxychinolin löst man in
1 l siedendem Alkohol 90 %

auf und verteilt die Lösung nach der für Gruppe A vorgesehenen Weise (siehe Seite 50) auf die flach liegende Verbandgaze. Bei diesem Verfahren ist ein Fixiermittel nicht nötig, man tut aber gut, um ein Erkalten der Lösung und damit eine Rückbildung des gelösten Antiseptikums zu verhindern, schnell zu arbeiten. Daß bei der Erhitzung des Alkohols sachverständig und vorsichtig vorzugehen ist, versteht sich von selbst.

Dermatolgaze 5%.   **Dermatolgaze 10%.**
(Gruppe B.)   (Gruppe B.)

Man nimmt auf 1 kg Verbandgaze

55 g Dermatol,	110 g Dermatol,
125 g Glyzerin DAB.	250 g Glyzerin DAB.

Verarbeitung genau, wie für Bismut. subgall.-Gaze angegeben.

Jodoformgaze 5, 10 und 20%.
(Gruppe A.)

Auf 1 kg Verbandmull nimmt man

5% Jodoformgaze: *10% Jodoformgaze:*

55 g Jodoform. praecip.	110 g Jodoform. praecip.
0,6 l Äther sulf. 0,720	0,8 l Äther sulf. 0,720
0,4 l Spiritus 90%,	0,2 l Spiritus 90%,
5 g Paraffinum liquid.,	10 g Paraffinum liquid.,
0,5 g Calcium carbonicum.	0,5 g Calcium carbonicum.

20% Jodoformgaze:
220 g Jodoform. praecip.
2,3 l Äther sulf. 0,720,
20 g Paraffinum liquid.,
0,5 g Calcium carbonicum.

Man löst das Jodoform in den angegebenen Flüssigkeiten unter Rühren mit einem Glasstab in einer graduierten Mensur auf, so daß kein ungelöster Rückstand verbleibt, und schüttet die Lösung durch ein Porzellansieb, möglichst gleichmäßig verteilt, auf den Verbandmull. Dann schlägt man den Mull möglichst schnell zusammen, um vorzeitige Verflüchtigung des Äthers zu verhüten, rollt ihn und packt ihn in Pergamentpapier oder wasserdichten Stoff und preßt etwa 15 Minuten. Sollten sich beim Herausnehmen noch einzelne weiße Stellen zeigen, so legt man den Mull möglichst schnell in anderer Richtung um, faltet, rollt und verpackt, wie vorher, und preßt nochmals etwa 10 Minuten. Die Jodoformgaze muß dann eine gleichmäßig zitronengelbe Farbe zeigen. Man nimmt sie so schnell wie möglich auseinander, damit sie trocknet und legt sie in Meterlagen wieder zusammen. Vorher in Stücke von ¼—1 m geschnittene Jodoformgaze behandelt man sinngemäß, indem man nicht zu dicke Lagen abhebt und lebhaft hin- und herschwenkt. Während des Imprägnierens zu grelles Licht vermeiden; gegen Licht und Luft geschützt aufbewahren. Beim Imprägnieren schnell arbeiten.

Noviformgaze 5%.

(Gruppe B.)

Man nimmt auf 1 kg Verbandgaze

55 g Noviform,
125 g Glyzerin DAB.

und arbeitet, wie für Bismuth subg.-Gaze angegeben.

Pyoktaningaze 0,2%.

(Gruppe A.)

Man nimmt auf 1 kg Verbandstoff

2,2 g Pyoktanin coeruleum,
100 g Spiritus 90%,
900 g destilliertes Wasser.

Zunächst löst man das Pyoktanin in Spiritus auf und bringt die Lösung durch Zusatz von destilliertem Wasser auf 1000 g. Dann übergießt man den ausgebreiteten Verbandstoff in bekannter Weise möglichst gleichmäßig mit der Lösung, faltet, rollt und preßt ihn. Dort läßt man ihn etwa 15 Minuten, packt ihn aus und trocknet kalt oder warm auf Stäben oder Schnüren.

Salizylgaze 5%.
(Gruppe A.)

Auf 1 kg Verbandmull nimmt man

55 g Acidum salicyl. praecip.,
0,25 l Spiritus 90%,
30 g Glyzerin DAB.,
0,75 l destilliertes Wasser.

Man übergießt den in Meterlagen ausgebreiteten Mull möglichst gleichmäßig mit der dem Gewicht entsprechenden Flüssigkeitsmenge und bedient sich dabei entweder einer Glas- oder Porzellanmensur nebst Porzellansieb, oder eines großen graduierten Glasbehälters, aus dem man mittels Gummischlauch die Lösung auf den Verbandstoff laufen läßt. Durch Druck mit den Fingern läßt sich das Ablaufen durch den Schlauch sehr schön regulieren, so daß die Verteilung der Flüssigkeit ebenso gleichmäßig wie bei Benutzung eines Siebes ist. Jede Berührung mit Eisenteilen ist zu vermeiden.

Nach dem Besprengen den Mull falten, rollen, einpapieren und etwa 15 Minuten lang pressen. Nach dem Pressen kalt trocknen.

Salizylgaze 10%.
(Gruppe A.)

Auf 1 kg Verbandmull nimmt man

110 g Acidum salicyl. praecip.,
0,5 l Spiritus 90%,
30 g Glyzerin DAB.,
0,5 l destilliertes Wasser.

Verarbeitung wie bei Salizylgaze 5%.

Sublimatgaze.
(Gruppe A.)

Auf 1 kg Mull nimmt man

3 g Hydrarg. bichlor. corros.,
3 g Chlor natrium

pulverisiert ganz fein und löst in

1 l destilliertem Wasser auf.

Es ist bei der starken Giftigkeit des Sublimats peinlichst darauf zu achten, daß dasselbe vollkommen gelöst ist.

Man übergießt den Mull möglichst gleichmäßig mit der Lösung, rollt, einpapiert und preßt, wie für Gruppe A vorgesehen, und trocknet kalt oder mäßig warm. Ist gefärbte Sublimatgaze vorgeschrieben, so setzt man je 1 kg Lösung

0,02 g Säure-Fuchsin

zu.

Vioformgaze 2%.

(Gruppe B.)

Man nimmt auf 1 kg Verbandgaze

22 g Vioform,
60 g Glyzerin DAB.

und arbeitet genau so, wie für Bismuth-subgall.-Gaze angegeben.

Vioformgaze 5%.

(Gruppe B.)

Man nimmt auf 1 kg Verbandgaze

55 g Vioform,
125 g Glyzerin DAB.

und arbeitet genau so, wie für Bismuth-subgall.-Gaze angegeben.

Auch Vioformgaze läßt sich nach dem für Gruppe A vorgesehenen Verfahren herstellen, denn Vioform ist identisch mit Chlorjodoxychinolin, welches auf S. 62 besprochen wurde. Wem also das Verfahren nach Gruppe B aus irgendeinem Grunde nicht zusagt, kann gern nach der für Gruppe A vorgesehenen Methode arbeiten, und halte sich an die auf S. 63 gegebene Vorschrift für Chlorjodoxchinolingaze nach Gruppe A.

Xeroformgaze 10%.

(Gruppe B.)

Man nimmt auf 1 kg Verbandgaze

110 g Xeroform,
250 g Glyzerin DAB.

und verarbeitet dies in gleicher Weise, wie bei Bismuth-subgall.-Gaze angegeben.

Yatrengaze 5 und 10%.

(Gruppe A.)

Yatren-Verbandstoffe werden 5 und 10% angefertigt und müssen, da Yatren ein Jodpräparat ist, so wie diese gepackt werden, also geschützt gegen die Einwirkung des Lichtes.

Yatrenlösung muß ebenfalls gegen Licht geschützt aufbewahrt werden, da sie sich sonst zersetzt.

Yatren ist wasserlöslich und bedarf keines Fixierungsmittels beim Imprägnieren. Man nimmt auf 1 kg Verbandstoff

55 bzw. 110 g Yatren und
1 l destilliertes Wasser.

Die Lösung wird möglichst gleichmäßig auf den Verbandstoff gesprengt, sei es durch Sieb oder sonst irgendwelche Hilfsmittel, und dann auf einer Presse scharf gepreßt und etwa 20 Minuten unter Druck gelassen. Der Verbandstoff färbt sich gelblich, und die Pressung ist zu wiederholen, wenn sich nach 20 Minuten Preßzeit noch irgendwie weiße Flecken zeigen sollten.

Die Gaze ist dazu umzulegen, so daß die weißen Stellen an gelbe Stellen herangebracht werden, und das Pressen wird für etwa 10 Minuten wiederholt. Wenn man nach dieser Vorschrift verfährt, wird man stets einwandfreies und fleckenloses Fabrikat erhalten. Warm trocknen!

E. Die Bindenfabrikation.

Die Herstellung von Binden nimmt heute einen breiten Raum in der Verbandstofftechnik ein. Auch die starke Verbreitung der Pflasterverbände hat der Bedeutung der Bindenfabrikation keinen nennenswerten Abbruch getan, sie steht nach wie vor im Mittelpunkt der Verbandstofferzeugung.

Gewiß, manches, was anfangs dieses Jahrhunderts noch üblich war, ist in den letzten Jahrzehnten verschwunden; die Technik ist verbessert, die Gewebearten haben gewechselt, aber alles in allem hat sich die Herstellung von Binden durchaus behauptet.

Wirft man einen Blick auf Beschreibungen der Bindenfabrikation ausgangs des vorigen Jahrhunderts und vergleicht damit den heutigen Stand der Technik, so wird man leicht den ungeheuren Fortschritt gegen damals erkennen. Nicht nur leisten die modernen Maschinen mengenmäßig das Vielfache früherer Produktionen, sie sind zum großen Teil auch zweckmäßiger gebaut, nehmen wenig Raum ein, lassen sich auch von schwächeren Kräften leicht bedienen und bedürfen keiner Transmissionen, da überwiegend mit Motor ausgestattet. Das alles läßt einen fast lärmfreien Ablauf der Bindenherstellung zu, was nicht hoch genug eingeschätzt werden kann.

Die meisten Verbandstoff-Fabriken betreiben nur die Herstellung geschnittener Binden und beziehen die gewebten Binden in der Regel von Betrieben, die sich ausschließlich damit beschäftigen.

Ehe wir zur eingehenden Besprechung der verschiedenen Fabrikationen übergehen, seien einige grundsätzliche Bemerkungen über die Bewertung geschnittener und gewebter Binden vorausgeschickt.

Es ist eine ganz falsche Auffassung, festkantige, also gewebte Binden seien den geschnittenen Binden vorzuziehen. Das trifft nur im beschränkten Sinne zu, z. B. dort, wo man gewohnt oder gezwungen ist, gebrauchte Binden zu waschen und wieder aufzuwickeln. Festkantige Binden sind dazu ohne weiteres besser geeignet, werden andererseits beim Verband immer stärker drücken oder einschneiden, als geschnittene Binden, ein Unterschied, der stark für die letzteren spricht. Aber wiederum fasern festkantige Binden beim Verbinden niemals aus, während geschnittene Binden erst an den Schnittflächen geputzt sein müssen, wenn der Arzt gegen Störungen durch sich ablösende Einzelfäden gesichert sein will. Trotzdem werden die sog. Glattschnittbinden in der Mehrzahl ungeputzt, d. h. so, wie sie die Maschine verlassen, verbraucht, eben, weil die Herstellungsmethode so verbessert ist, daß Störungen durch sich ablösende Schnittfäden höchst selten vorkommen.

Eine Bevorzugung festkantiger Binden ist im allgemeinen nur da gerechtfertigt, wo es sich um Binden handelt, die immer wieder gebraucht werden können, was bei Mullbinden schon deshalb weniger in Frage kommt, weil sie durch Blut, Eiter oder sonstigem Schmutz meist zu stark verunreinigt werden. Anders ist es bei Idealbinden, Schlauchbinden u. dgl., die mit Wunden nicht in Berührung kommen, lange getragen und zwischendurch gewaschen werden.

Auch die Preisfrage spricht zugunsten der geschnittenen Binden, denn trotz gelegentlicher gegenteiliger Behauptungen *müssen* geschnittene Binden billiger sein als festkantige, weil die ganze Arbeitsmethode vorteilhafter ist. Darüber hinaus erfordert bei festkantigen Binden die Umschlingung der beiden Kantfäden zusätzliches Garn, so daß festkantige Mullbinden mehr wiegen als geschnittene. Beispielsweise wiegen 24 fädige Mullbinden von 4 m Länge und 10 cm Breite

geschnitten   100 Stück   1250 g
festkantig   100 Stück   1450 g.

Diese Feststellung allein sollte genügen, um die Legende, festkantige Binden könnten billiger sein als geschnittene, ein für allemal zu zerstören. Selbstverständlich kommen hier und da billige Gelegenheitsposten festkantiger Binden an den Markt, aber das ändert nichts an den Feststellungen der vorstehenden Zeilen.

1. Geschnittene Binden.

Unter diese Rubrik fallen *Mullbinden*, gebleicht und ungebleicht, *Cambricbinden, Gazebinden* und *Flanell- bzw. Flanellersatzbinden*.

Mullbinden, *gebleicht*, werden in den durch die Normung festgestellten Fadenstellungen gearbeitet; *ungebleichte*, die fast ausschließlich technischen Zwecken dienen und hier nur der Vollständigkeit halber erwähnt werden, stellt man in beliebigen Fadenstellungen her, je nach Anforderung. *Schwarze* Mullbinden zur Verwendung in der augenärztlichen Praxis werden wenig gefragt und seien ebenfalls nur erwähnt, um das Bild zu runden.

Das Hauptkontingent in der Herstellung geschnittener Binden liegt zweifellos bei den chemisch reinen *Mullbinden*, die in folgenden genormten Ausführungen gearbeitet werden:

17 fädig = 10 Faden Kette,   7 Faden Schuß
20   ,,   = 12   ,,   ,,   8 ,,   ,,
24   ,,   = 14   ,,   ,,   10 ,,   ,,
28   ,,   = 16   ,,   ,,   12 ,,   ,,

Hierbei ist laut Normung vorgesehen, daß die Kettfäden 36er Garn sein sollen und die Schußfäden 42er Garn; eine Verschiebung der Fadenzahl zugunsten der Schußfäden ist zulässig.

Verbandmull zu Binden wird von den Webereien in Rollen von 240—400 m Länge und 120 cm (ganz selten 100 cm!) Breite geliefert und wird so von den Verbandstoff-Fabriken verarbeitet.

Man bedient sich zur Weiterverarbeitung seit Jahrzehnten nicht mehr kombinierter Maschinen, die gleichzeitig wickeln und schneiden, sondern man hat zwei Arbeitsgänge: das *Ab- bzw. Aufwickeln* der Stoffe in Längen von 4, 5, 10 m usw., wie die Längen eben verlangt werden, und das *Schneiden* der so hergestellten Stoffwickel zu *Binden* beliebiger Breite.

Die kombinierten Maschinen vermögen wohl das Gewebe während des Wickelns zu zerschneiden, aber die so hergestellten Binden sehen unansehnlich aus und müssen, um gebrauchsfähig zu sein, an den Schnittflächen „geputzt", d. h. von den losen Kantfäden befreit werden. Dieser zusätzliche Arbeitsgang fällt bei „Glattschnittbinden" in den meisten Fällen fort, denn die modernen Maschinen arbeiten so genau, daß störende Kantfäden kaum in Er-

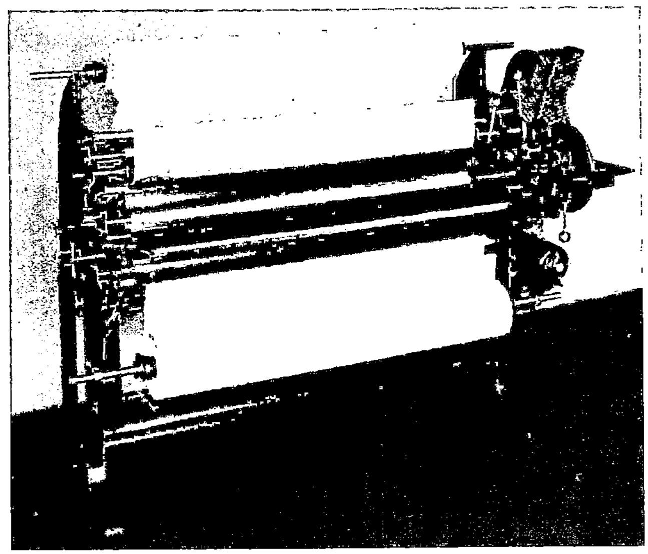

Abb. 27. Stoffwickelmaschine Rekord. (Konstruktion Gabriel Weber, Berlin.)

scheinung treten. Will man trotzdem „Glattschnittbinden" putzen, so ist es eine Belanglosigkeit gegenüber dem Putzen anders hergestellter Binden. Beschäftigen wir uns also zunächst mit dem Vorgang des Abwickelns großer Rollen, so wie sie aus der Weberei kommen, auf Längen, wie sie zu Binden üblich sind.

Die hier abgebildete Stoff-Wickelmaschine „Record" (Abb. 27) kann wohl als die z. Z. fortgeschrittenste Maschine ihrer Art bezeichnet werden und wird unsern Lesern am besten zeigen, welche Ansprüche man heute an solche Maschinen stellen darf.

Zunächst fällt uns beim Vergleich mit den Maschinen früherer Jahrzehnte auf, daß sie vertikal gebaut ist, nur den halben Raum beansprucht, wie man früher zur Verfügung haben mußte, und die Stoffrolle oben, im Blickfeld der Arbeiterin, gelagert hat. Der letztere Punkt ist von Wichtigkeit, denn Webfehler, Flecken usw., die sich ja immer mal im Gewebe zeigen können, werden sofort entdeckt.

Wir beobachten nun, daß der 120 cm breite Anfang der Stoffrolle zunächst um zwei glatte Wellen, dann um die Meßwalze herumgeführt wird. Hinter der Meßwalze läuft der Stoff dann noch über eine Leitwelle mit Kugellagerung. Von hier aus wird der Stoff mittels eines Stahldrahtes durch die Wickelwalzen hindurch an den Wickelstab gebracht. Wird nun der Wickelstab angetrieben, so wird die Meßwalze durch die laufende Stoffbahn mitgenommen. Am seitlich herausstehenden Wellenende dieser Meßwalze ist ein Meßwerk angebracht, wodurch man die Maschine auf jede beliebige Wickellänge einstellen kann, steigend von 25 zu 25 cm bis zu 10 m. Sollen z. B. 40 m gewickelt werden, dann schaltet man die auf 10 m gestellte Maschine viermal hintereinander ein. Dann ist ein Getriebe vorhanden, welches den Wickelstab langsam an- und auslaufen, in der Zwischenzeit aber mit erhöhter Geschwindigkeit laufen läßt. Auf diese Weise werden Meßfehler, welche durch zu schnelles Anziehen und Auslaufen entstehen können, vermieden, und derartig korrekte Maße erzielt, wie sie auf Maschinen älterer Konstruktion gar nicht möglich waren.

Ist die vorgesehene Wickellänge erreicht, so steht die Maschine von selbst still. Man legt die Stange mit dem fertigen Wickel in ein weiter vorn befindliches Lager, spannt den Stoff in einen zweiten Wickelstab und trennt nun die zwischen den beiden Wickelstäben eingespannte Stoffbahnliniengrade mittels einer mechanischen Schneidevorrichtung, die in einem „Scherwagen" von rechts nach links und umgekehrt läuft. Ein Abschneiden mit der Schere ist also nicht mehr nötig!

Hierauf wird der Stoffwickel *mechanisch* in Papier gehüllt und verklebt und verläßt fertig zum Schneiden die Maschine, *ohne daß der Stoff von Menschenhand berührt zu werden brauchte!*

Man kann auf dieser Maschine auch sehr gut Rollen von großer Länge arbeiten, denn das Getriebe hat eine Vorrichtung zum Herabmindern der Wickelgeschwindigkeit.

Die Durchschnittszeit für die Verarbeitung von 240 m Mull *ohne Einpapieren ist 30 Minuten,* und etwa 40 Minuten, wenn die

4 m langen Wickel einpapiert und verklebt werden. Die ganze
Arbeit wird von einer Arbeiterin geleistet.

In gleicher Weise, wie wir das Abwickeln des Rollenmulls gezeigt haben, vollzieht sich auch das Abwickeln der anderen Gewebearten.

An erster Stelle nach dem Verbandmull steht wohl *Kambrik*,
für den die Normung zwei Arten vorsieht, beide 120 cm breit.

Kambrik 25 fädig, hat 15 Faden Kette, 10 Faden Schuß.

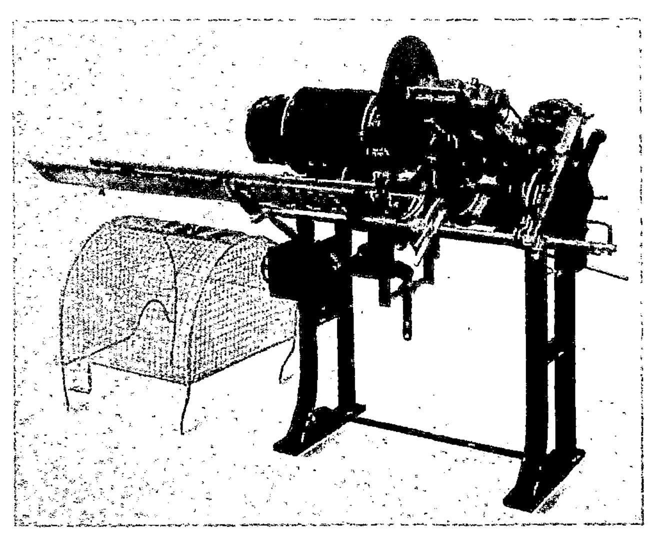

Abb. 28. Bindenschneidemaschine Nr. I. (Konstruktion Gabriel Weber, Berlin.)

Kambrik 32 fädig, 20 Faden Kette, 12 Faden Schuß.
Die Kettfäden sollen 36er Garn sein, die Schußfäden 10er Garn.
Die Länge der *Kambrikrollen* ist in der Regel 120 m.

Eine weitere Gewebesorte, der wir bei der Bindenfabrikation
begegnen, ist die *Steifgaze*, die nach wie vor, wenn auch etwas ein-
geschränkt, ihren Platz behauptet. Seitdem man zu Gipsbinden
nicht mehr Steifgaze, sondern chemisch reinen Mull verwendet,
ist der Verbrauch zurückgegangen, weshalb die Normung auch nur
eine Sorte festgelegt hat.

Steifgaze, 20 fädig, hat 12 Faden Kette, 8 Faden Schuß. Die
Garnstärke für Kettfäden ist 36er Garn, für Schuß 42er Garn.

Neben diesen drei Gewebearten werden noch weitere, sowohl zu Verbandzwecken, wie zu technischen Zwecken gewickelt.

Von Verbandgeweben seien *Rohmull* und *schwarz gefärbter Mull* erwähnt, ferner *Flanell* und *Flanellersatz*. Aus den letzteren zwei Stoffarten stellte man früher nur durch Reißen Binden her, neuerdings wickelt man aber die Stoffe genau so wie Mullbinden auf Längen von 4 m oder ähnlich und schneidet auch nach der Glattschnittmethode. Derartige Binden sehen sehr ansehnlich aus.

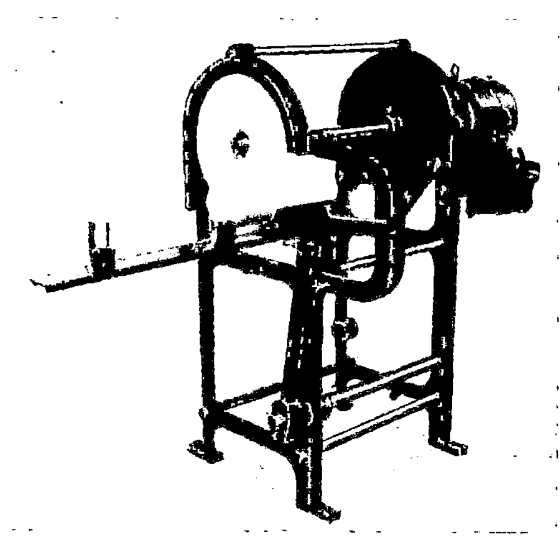

Abb. 29. Bindenschneidemaschine Nr. II.
(Konstruktion Gabriel Weber, Berlin.)

Rohmull zu Verbandzwecken pflegt man in höheren Fadenstellungen, z. B. 39 oder 48 Fäden auf 1 cm², *schwarzen Mull* mit 28 Fäden pro cm² zu nehmen, doch besteht bei diesen wenig gefragten Artikeln keine Norm. Der Verbrauch von *Flanell* und *Flanellersatz* hat durch die zunehmende Verbreitung elastischer Binden stark nachgelassen, doch sind beide Stoffarten z. Z. noch nicht zu entbehren. *Flanell* wird reinwollen und halbwollen hergestellt, meist in 84/85 cm Breite und meist in weiß. Die Fadenstellung ist sehr verschieden; der mittlere Durchschnitt dürfte bei 40 Fäden pro cm² liegen. *Flanellersatz* wird vielfach als Barchent bezeichnet, soll aber doppelseitig gerauht geliefert werden, und zwar roh oder gebleicht in 84/85 cm Breite. Wenn man diese

Stoffe nicht gerollt beziehen kann, also auf Stückware angewiesen ist, kann man sie unbedenklich reißen und die einzelnen Streifen auf kleinen Bindenwicklern (vgl. S. 80) aufwickeln.

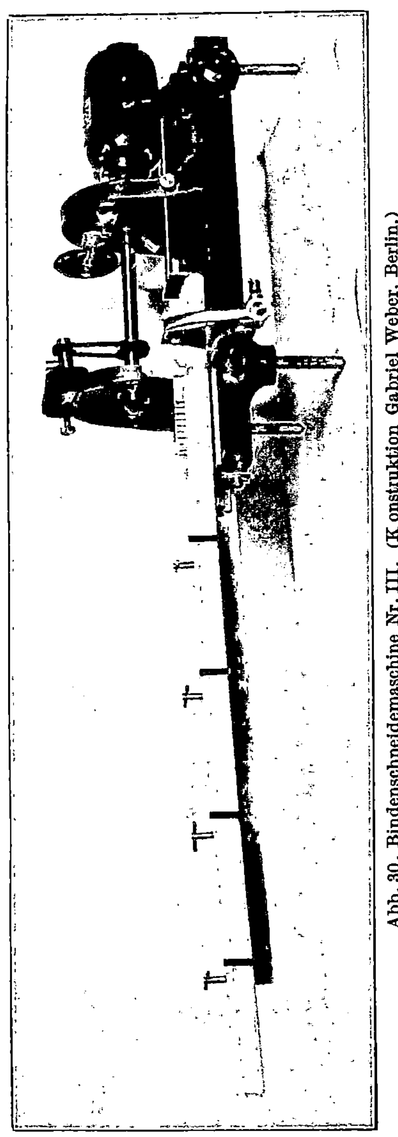

Abb. 30. Bindenschneidemaschine Nr. III. (Konstruktion Gabriel Weber, Berlin.)

Wir kommen nun zum zweiten Vorgang der Herstellung geschnittener Binden: dem *Schneiden*!

Auch auf diesem Gebiete hat die Technik erhebliche Fortschritte gemacht, und es gibt eine Anzahl erstklassiger Maschinen, von denen jede einen besonderen Zweck zu erfüllen hat. Wer eine Schneidemaschine anschaffen will, muß seine Wahl nach Art und Menge des Schnittgutes treffen. Fast jede Verbandstoff-Fabrik schneidet außer Binden noch Rollenwatte, Mull in Stücken, Zellstoffwatte in Rollen und Tafeln, zahnärztliche Speicheltampons u. dgl. m. Je nachdem, was in einer Verbandstoff-Fabrik regelmäßig zu schneiden ist, wird man die Auswahl der Maschine treffen müssen.

Im Nachstehenden seien nun die zur Zeit führenden Modelle gezeigt, die wir der Einfachheit halber mit Nr. I bis IV (Abb. 28—31) bezeichnen:

Die Maschine Nr. I ist für Massenfabrikation gedacht und liefert stündlich bis zu 15000 Binden. Sie

ist mit einem automatisch auf und abgehenden Kreismesser ausgerüstet, welches je nach Einstellung minutlich 24—40 Schnitte
ausführt, wobei die bedienende Person nur das in einer Mulde
liegende Schnittgut im Rhythmus des Schnittes vorzuschieben
braucht. Die Mulde ist verstellbar, so daß man ganz nach Belieben jedesmal 1—8 Mullstangen oder eine entsprechende Anzahl

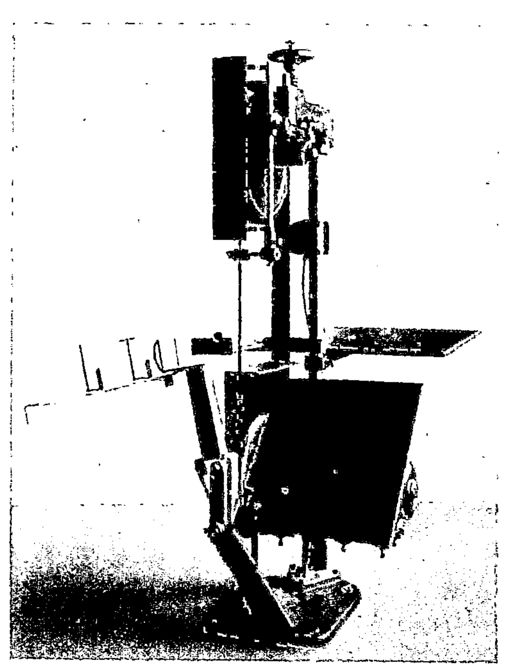

Abb. 31. Schneidemaschine Nr. IV mit Bandmesser.

Rollenwattestangen einlegen kann. Die Maschine schneidet also
sowohl Binden wie Rollenwatte; auch Mull in Stücken und Zellstoffwatte in Rollen oder Tafeln schneidet sie. Die Einstellung
der Schnittlänge ist bequem verstellbar.

Maschine II ist hauptsächlich zum Schneiden von Rollenwatte
konstruiert und mit einem zusätzlichen Schwungmoment von etwa
4 PS ausgerüstet, weil viele Rollenwatte sehr fest gerollt und mit
Papier durchschossen ist. Bei solch festen Rollenwatten mit
größerem Durchmesser versagen viele Maschinen, und das Messer

bleibt mitten im Schnitt stecken. Maschine Nr. 2 schneidet jegliche Rollenwatte ohne die geringste Bremsung, wird also wohl überall dort am Platze sein, wo man viel Rollenwatte zu schneiden hat. Daß eine derartige Maschine auch Binden aller Art schneidet, ist selbstverständlich, aber ihr Bau ist hauptsächlich für Rollenwatte berechnet.

Diese kleine Maschine Nr. III (S. 74) ist fast ausschließlich für Mullbindenfabrikation gebaut und liefert davon stündlich bis zu 10000 Stück. Sie schneidet also Mull-, Steifgaze- und Kambrikbinden. Auch Speicheltampons und Rollenwatte bis zu 7 cm Durchmesser lassen sich auf Maschine Nr. 3 schneiden. Sie hat den Vorzug, leicht transportabel zu sein, überall dort zu arbeiten, wo ein Steckkontakt ist, und sich leicht bedienen zu lassen. Sie erfordert nur $\frac{1}{3}$ PS.

Ein besonderer Vorzug dieser Maschine ist, daß sie auf Wunsch mit einer Schleifeinrichtung versehen werden kann, die es ermöglicht, das Messer jederzeit zu schleifen, ohne es herausnehmen zu müssen. Darüber hinaus kann die Maschine mit einer mechanischen Putzvorrichtung ausgerüstet werden, mittels der man die Stirnseiten der geschnittenen Binden schnell, sauber und gleichmäßig von den anhaftenden Schnittfäden, von denen wir auf S. 68 u. 70 sprechen, befreien kann.

In Modell IV (S. 75) sehen wir eine Maschine zum Schneiden größerer Flächen. Sie ist mit einem Bandmesser ausgerüstet, welches nicht so genau arbeitet, wie die Kreismesser der Maschinen 1—3, aber beim Schneiden größerer Flächen, z. B. Zellstoffwatte in Tafeln oder Rollen, Verbandwatte in Vließen, Rollenwatte von etwa 25 cm Durchmesser ist sie wohl die gegebene Maschine. Für Mullbinden, Speicheltampons usw. ist sie wenig geeignet.

Das „Putzen" der geschnittenen Binden.

Wir können das Thema „geschnittene Binden" nicht verlassen, ohne einen ergänzenden Vorgang zu besprechen, der mit dieser Herstellungsmethode eng verknüpft ist. Schon in der allgemeinen Besprechung der Bindenfabrikation wurde das „Putzen" von Mullbinden erwähnt, aber wir müssen uns doch eingehender mit diesem Verfahren beschäftigen, um seine Einzelheiten unseren Lesern verständlich zu machen.

Wir sahen, daß die auf den „Glattschnittmaschinen" hergestellten Binden die Maschine mit völlig glatten Schnittflächen verlassen, was dadurch erreicht wird, daß der Stoff fast fadengerade — dies hängt von der Korrektheit des Wickelns der Stoffrollen ab — zu „Stangen" verarbeitet wird.

Wenn nun, was wir als selbstverständlich voraussetzen, die Schneidemaschinen die Stoffstangen winkelrecht zu Binden zerschneiden, zeigen sich glatte Schnittflächen, die in den meisten Fällen frei von durchschnittenen Kettfäden sind, so daß der Arzt die Binden unbehindert abwickeln kann. Trotzdem besteht die Möglichkeit, daß Binden, die von unkorrekten Stoffrollen gewickelt wurden, mehr Schnittfäden aufweisen, und daß diese den Arzt beim Verband hindern. Aus diesem Grunde verlangen vielbeschäftigte Chirurgen, daß alle Binden an den Schnittflächen geputzt werden, und hierzu bedient man sich der sog. Putz- und Schermaschine nach Abbildung 32.

Diese Maschine besteht aus einer aufgehauenen (gerauhten!)

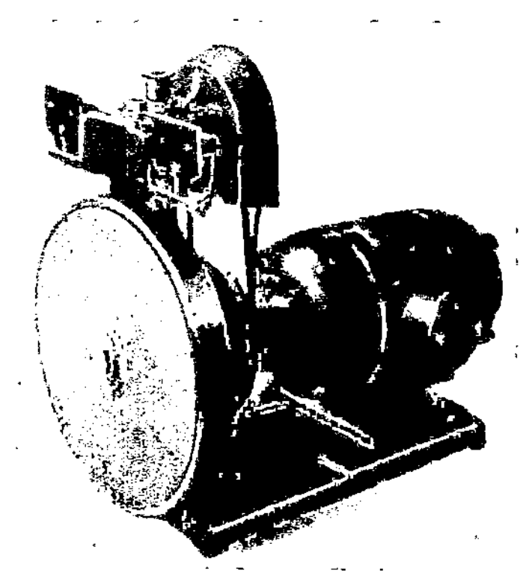

Abb. 32.
Binden-, Putz- und Schermaschine.
(Konstruktion Gabriel Weber, Berlin.)

Stahlscheibe, die mittels Motor angetrieben wird, und gegen welche die Binden mit den Schnittflächen mit leichtem Druck angedrückt werden. Dadurch werden die an der Oberfläche liegenden losen Fäden herausgezogen, so daß man sie leicht fassen und etwas nachziehen kann. Dann hält man das Fadenbündel an den oben eingebauten Scherapparat, und dieser schneidet die Fäden glatt ab, so daß keinerlei lose Fäden mehr vorhanden sind. Beim Abwickeln zeigen die Binden nun völlig glatte Kanten ohne lose Fäden, und der Arzt kann unbehindert seine Verbände machen. Die Maschine kann von zwei Arbeiterinnen gleichzeitig benutzt werden.

2. Gewebte Binden.

Die Vielseitigkeit der gewebten, also festkantigen oder schlauchförmigen Binden hat gegenüber früheren Jahrzehnten nachgelassen. Kreppbinden, Seidenabfallbinden, Universalbinden usw.

findet man kaum noch in den Katalogen der führenden Fabriken. Immerhin gibt es noch eine beschränkte Anzahl gewebter Binden, und hiervon sind die wichtigsten wiederum die hydrophilen Binden.

Wir finden festkantige und schlauchförmige *Mullbinden*, ferner festkantige *Kambrikbinden*.

Für die Bevorzugung hydrophiler Binden, festkantig oder schlauchförmig gewebt, ist bereits die Tatsache angeführt, daß sie sich leichter reinigen und wieder verwenden lassen, als geschnittene Binden, aber ihr Hauptwert liegt wohl darin, daß sie bei Operationen nicht ausfasern können. Wir beobachten deshalb, daß festkantige und schlauchförmige Mullbinden besonders in der Augen-, Nasen- und Rachentherapie, ferner in der Gynäkologie starke Verwendung finden, und zwar vorwiegend in geringen Breiten von 1 cm an. Als besonderer Vorteil der schlauchförmigen Binden wird angesehen, daß sich der Verbandstoff dem Arzt gleich in doppelter Lage bietet. Daß alle diese Binden auch imprägniert oder sterilisiert geliefert werden, sei als Selbstverständlichkeit nebenher erwähnt.

Alle festkantigen Binden werden in Spezialbandwebereien hergestellt, und zwar benutzt man dazu Webstühle mit einer entsprechenden Anzahl Köpfe. Hydrophile Binden werden aus gebleichten und entfetteten Garn hergestellt — im Gegensatz zu den breiten Geweben für geschnittene Binden, die im Stück gebleicht werden — und zwar in Längen von 300—400 m. Aus diesen großen Rollen wickelt man dann auf besonderen Meß- und Wickelmaschinen Binden von 4, 5, 10 m, oder welche Längen gerade verlangt werden. Die Fadenstellung der festkantigen *Mullbinden* beschränkt sich auf 20- und 24 fädige. Festkantige *Kambrikbinden* werden nach Art der geschnittenen mit stärkeren Schußfäden hergestellt; die Fadenstellung pro Quadratzentimeter ist meist 25 fädig.

Neben diesen hydrophilen, festkantigen Binden sind noch festkantige *Nessel-* und *Leinenbinden* zu erwähnen; erstere ungebleicht mit 39—40 Fäden pro Quadratzentimeter, letztere gebleicht und mit roten Kanten. Beide Bindenarten dienen wohl hauptsächlich zu Übungszwecken bei Sanitätskursen; für die allgemeine Verwendung zu Verbänden sind sie zu teuer.

Die dann noch viel gebrauchten Ideal- und Trikotschlauchbinden besprechen wir unter „elastischen Binden".

3. Imprägnierte Binden.

Es ist wohl selbstverständlich, daß die ärztliche Praxis imprägnierte Binden ebenso erfordert, wie imprägnierte Watten oder Gazen, und daß das Imprägnieren von Binden nach gleichen Grundsätzen zu erfolgen hat, wie wir sie bei den übrigen Verbandstoffen kennen.

Trotzdem ist ein erheblicher Unterschied in den Imprägniermethoden, denn bei Binden handelt es sich um lange und schmale Bänder, bei den anderen Verbandstoffen um größere Flächen. Wir sahen schon beim Imprägnieren von Verbandgazen, daß es zweckmäßig sei, diese *vor* dem Imprägnieren zu teilen, weil das Einteilen auf ¼, ½, 1 m usw. so leichter vor sich geht.

So hat die Praxis auch für imprägnierte Binden besonders vorteilhafte Methoden herausgebildet, und zwar arbeitet man *geschnittene*, imprägnierte Binden nicht etwa einzeln, sondern man imprägniert die Verbandgaze in 100 oder 120 cm Breite, wickelt sie nach dem Trocknen auf die gleichen Holzhülsen, wie sie für gerollten Verbandmull gebraucht werden, auf, um sie, wie alle Bindenstoffe, auf der Wickelmaschine auf die erforderlichen Längen wieder abzuwickeln. Selbstverständlich muß man die Holzhülsen erst mit Pergamentersatzpapier od. dgl. belegen, damit der imprägnierte Stoff nicht durch Splitter oder sonstigen Schmutz verunreinigt wird. Das Aufwickeln auf die Holzhülsen muß mit größter Genauigkeit vorgenommen werden, damit der Stoff nicht nur möglichst fadengerade, sondern auch faltenlos liegt, auch muß er nach Möglichkeit gleichmäßig nach beiden Seiten gespannt werden, weil er durch den Imprägnierprozeß etwas eingelaufen ist. Es sind demnach mehrere Personen erforderlich, um imprägnierte Gewebe sachgemäß aufzuwickeln. Ist der Verbandstoff zu Stangen verarbeitet, so schneidet man diese genau so wie andere Bindenstangen.

Festkantige Binden, die mit Antiseptiken der *Gruppe A* (vgl. Imprägnierung von Verbandgeweben!) imprägniert werden, kann man so, wie sie sind, — nur etwaige Stecknadeln entfernen! — aneinanderlegen und mit der Imprägnierflüssigkeit übergießen, wie wir es bei Gruppe A kennen. Nach dem Pressen alle Binden aufrollen, über Bambusstöcke oder Schnüre hängen und trocknen lassen. Jodoformgazebinden *sofort* wieder aufwickeln! Die getrockneten Binden wickelt man mit Handwickelmaschinchen, wie Abbildung 33 wieder auf.

Festkantige Binden, die mit Antiseptiken der *Gruppe B* (vgl. Imprägnierung von Verbandgeweben!) imprägniert werden, rollt man ab und behandelt die losen Bänder in der Wanne genau so, wie man Verbandgaze der Gruppe B behandelt. Nach beendeter Imprägnierung auf Stäben oder Schnüren trocknen.

Imprägnierte Binden werden zweckmäßigerweise einzeln in Wachspapier od. dgl. einpapiert, und dann in entsprechende Außenpackung gebracht.

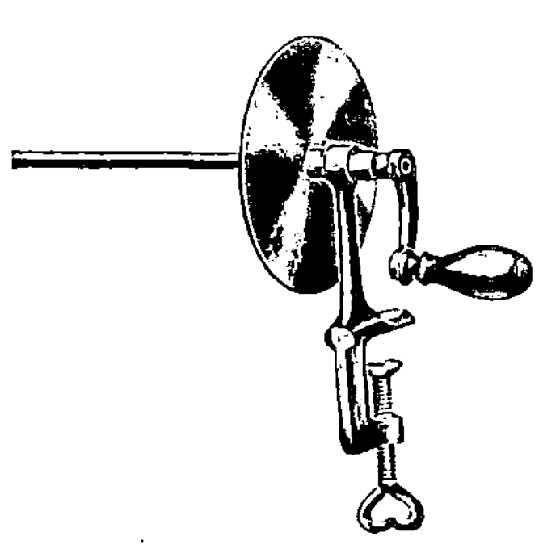

Abb. 33. Handwickelmaschinchen für Binden.

4. Brandbinden.

Brandbinden, eine Erfindung des Professors von Bardeleben, werden heute noch nach dessen Rezept unter dem Namen „Bardella Wund- und Brandbinden" hergestellt, aber es gibt außerdem zahlreiche Rezepte ähnlicher Zusammensetzung, deren Arbeitsweise ziemlich die gleiche sein dürfte.

Im allgemeinen wird die aus

25 Teilen Bismut. subnitricum und
75 Teilen Weizenmehl oder Bolus alba

bestehende Masse in 24fädige geputzte Mullbinden hineingerieben, ähnlich wie man Gipsbinden herstellt, und zwar kann man als Durchschnitt 20 g Masse auf 1 m Mullbinde, 10 cm breit, annehmen.

Die Art des Einreibens ist sehr verschieden, je nach Umfang der Fabrikation. Verbandstoff-Fabriken mit großem Brandbindenumsatz haben sich ihre eigene Apparatur geschaffen, die sie geheimhalten. Kleinere Hersteller bedienen sich lediglich eines Stoffbausches zum Einreiben der Masse. Auf beide Weisen lassen sich einwandfreie Binden herstellen, es kommt nur auf Geschicklichkeit und Gewissenhaftigkeit an.

Ein einfaches Verfahren besteht darin, daß man Mullbinden durch enge Schlitze, die sich vorn und hinten am Boden eines mit

Masse gefüllten Behälters befinden, zieht und ein Walzenpaar,
ähnlich einer Wringmaschine, passieren läßt, damit die Masse fest
in die Binde gepreßt wird. Gleich hinter dem Walzenpaar ist eine
Wickelvorrichtung, mittels der man die fertigen Binden aufwickelt.
Man verwendet am besten Mullrollen von 40—50 m Länge, die
man so vor dem mit Masse gefüllten Behälter einspannt, daß sich
aus der Entfernung beider schon ein bestimmtes Maß, — sagen
wir von 1 m — ergibt. Man markiert den Mull schon auf der
Stoffwickelmaschine von Meter zu Meter oder von zwei zu zwei
Meter mit Farbstift und kann dann beim Austritt der fertigen
Binden an den bezeichneten Stellen abschneiden.

Wir lassen weitere Rezepte folgen:

5 Teile Bismut. subnitric.
47,5 „ Talcum
47,5 „ Bolus alba

oder:

1 Teil Xeroform
12 „ Acidum boricum
30 „ Bismut. subnitric.
60 „ Zincum oxyd.
97 „ Talcum

Während ein Teil der Fabrikanten das Pulver trocken aufstreicht,
bedienen sich andere gewisser Fixiermittel, um die Masse inniger
mit der Binde zu verbinden. Man kann z. B. die Binden vorher
mit etwas Glyzerin imprägnieren, indem man sie durch 5—10%
Glyzerinwasser zieht und wieder trocknen läßt, oder man läßt die
Binden, bevor sie mit dem Pulver eingerieben werden, ein Paar
mit Glyzerin, bzw. Glyzerinwasser gesättigte Filzwalzen passieren,
so daß sie genügend angefeuchtet sind, um die Pulvermasse besser
anzunehmen und festzuhalten.

Schließlich lassen wir zwei Rezepte folgen, bei denen das Pulver
verschlemmt und in dieser Form an die Binde gebracht wird, die
dann getrocknet und aufgewickelt werden muß:

10 Teile Bismut. subnitric.
90 „ destilliertes Wasser.

Man tränkt mit dieser Mischung im Sinne des Imprägnierverfahrens
wie es für Gruppe B (S. 52) beschrieben ist, trocknet und wickelt
auf.

Weiter: 50 Teile Bismut. subnitricum

mischt man mit einer Lösung von

5 Teilen Elemi,
15 ,,   Paraffin. liquid.,
900 ,,   Benzin DAB.,
100 ,,   Äther sulf. DAB.

Auch diese Mischung verarbeitet man wie die vorstehende nach Anleitung des Imprägnierverfahrens für Gruppe B, doch dürfte diese Herstellungsweise schon der Kosten wegen für die Praxis kaum in Frage kommen.

5. Gipsbinden.

Der Artikel Gipsbinden hat sich in den letzten Jahrzehnten ganz außerordentlich entwickelt, so daß er von einzelnen Fabriken als Sonderfabrikat besonders gepflegt und zu anerkannter Vollkommenheit gebracht wurde. Trotzdem ruht der Wettbewerb auf diesem Gebiete nicht, vielmehr erstrebt man immer neue Verbesserungen, um das Verlangen der Ärzte nach gut-haltbaren, schnell Wasser annehmenden und schnell abbindenden Gipsbinden zu befriedigen.

Die wesentlichen Gesichtspunkte für die Herstellung guter Gipsbinden sind:

1. Auswahl geeigneten Gipses;

2. richtiges Aufwickelverfahren, um beim Verbrauch schnelles und gleichmäßiges Durchtränken zu ermöglichen;

3. sichere und nicht zu teure Verpackung, um Verderben zu vermeiden.

Man benutzt im allgemeinen feinst vermahlenen, vollkommen sandfreien Alabastergips, der schnell abbindet, d. h. der nach der Vermischung mit Wasser schnell hart wird. Während man früher zu Gipsbinden meist Steifgazebinden verwendete, benutzt man jetzt fast ausschließlich Mullbinden, die schneller Wasser annehmen und auch schneller erhärten. Da bei zu weitmaschigen Binden die Gefahr besteht, daß der Gips herausfällt, verwendet man meist 24 fädigen Mull.

Verbandstoff-Fabriken mit großer Gipsbindenfabrikation haben ihr eigenes, geheimgehaltenes Herstellungsverfahren, während Firmen mit kleinerem Absatz meist den Gips mit der Hand einstreichen lassen. Es gibt Fachleute, die dieses primitive Verfahren für das zuverlässigste halten. Eine allgemein anerkannte

maschinelle Einrichtung zur Herstellung von Gipsbinden gibt es
z. Zt. nicht, obwohl zahlreiche Versuche in dieser Richtung gemacht worden sind.

Bei der *Auswahl des Gipses* läßt man sich zuerst vom Gips-
fachmann, dem man Zweck und Aufgabe geschildert hat, beraten,
um später, wenn man durch eigene Versuche hinreichend Erfahrungen gesammelt hat, eigene Wahl zu treffen. Der Gips muß,
wie man sagt, bis zur Unfühlbarkeit vermahlen sein, d. h. man
darf keinerlei Rückstände von Sand usw. fühlen; vor allem muß
er schnell abbinden. Das Letztere kann man leicht selbst feststellen, indem man ein Teil Wasser mit zwei Teilen Gips mischt
und die Zeit des Erhärtens mit der Uhr nachprüft. Da Gips schon
durch den Feuchtigkeitsgehalt der Luft angegriffen wird, muß er
in luftdichten Behältern aufbewahrt werden.

Das *Aufwickeln der Gipsbinden* erfordert größte Aufmerksamkeit. Einerlei, ob das Einstreichen des Gipses maschinell oder
mit der Hand erfolgt, muß das Aufwickeln stets so erfolgen, daß
die Binde nicht zu fest wird. Zunächst wählt man als Kern eine
vielfach gelochte Papphülse, damit das Wasser, nachdem der Arzt
die Gipsbinde hineingelegt hat, nicht nur von außen, sondern auch
von innen in die Binde eindringen kann. Je schneller die Binde
mit Wasser gesättigt ist, um so besser.

Der sorgfältige Fabrikant wird von Zeit zu Zeit Stichproben
machen, um die zuverlässige Wicklung seiner Binden zu kontrol-
lieren.

Die Aufbewahrung von Gipsbinden muß luftdicht erfolgen, denn
der Gips würde sich andernfalls zersetzen. Es gibt mancherlei
Wege, eine luftdichte Aufbewahrung zu erreichen, aber der sicherste
und meist begangene Weg ist die Einzelverpackung. Man packt
also die Gipsbinden einzeln ein, sei es, daß man dazu Dosen aus
Pappe oder Blech wählt, sei es, daß man die Binden mehrfach in
reißfestes Papier packt und mit einem Paraffinüberzug versieht.
Die Auswahl der Dosen erfordert besondere Aufmerksamkeit; auf
alle Fälle spielt die Bestimmung der Binden eine große Rolle.
Sind die Binden beispielsweise für Übersee bestimmt, so empfiehlt
es sich, die Dosen zu verlöten, sonst genügt es, sie mittels eines
Klebestreifens oder durch einen Paraffinüberzug zu dichten. Das
letztere empfiehlt sich besonders für Pappdosen. Bei Lieferungen
an Krankenanstalten mit großem Bedarf kann man im Interesse

des Preises unter Umständen auch eine Papier- oder Karton-
packung zu 10 bis 12 Binden wählen, doch empfiehlt es sich dann,
die Binden einzeln in Paraffinpapier zu packen und die äußerliche
Hülle ganz zu paraffinieren. Keinesfalls sollte man solche ver-
einfachte Packung wählen, ohne sich des Einverständnisses des
Abnehmers vergewissert zu haben.

Ein Nachteil der Gipsverbände ist ihr hohes Gewicht, deshalb
hat sich eine neue Art von *Gipsbinden nach amerikanischer Methode* gut eingeführt, welche den Vorzug der Leichtigkeit hat. Die
Amerikaner stellen solch leichte Binden schon seit Jahrzehnten
her, aber die Einfuhr dieses Artikels nach Deutschland ist nie der
Rede wert gewesen.

Das Wesentliche dieser amerikanischen Binden liegt in der Art,
wie man den Gips mit dem Gewebe vereinigt, denn es ist im
Gegensatz zu den handelsüblichen Gipsbinden eine regelrechte
Vereinigung von Binde und Gipsmasse. Zu dem Zwecke wird der
Gips unter Benutzung einer chemischen Flüssigkeit mit der Binde
innig verbunden. Das Eigentümliche ist, daß die Flüssigkeit nicht
ein Abbinden des Gipses herbeiführt, sondern schnell verdunstet
so daß der Gips seine Fähigkeit, abzubinden, behält. Die so hergestellten Binden nehmen sehr schnell Wasser an, erhärten schnell
und bilden leichte, bequem zu entfernende Verbände. Es ist anzunehmen, daß diese „amerikanische" Methode bald die althergebrachten Gipsbinden verdrängen wird.

6. Elastische Binden.

In dieser Gruppe ist die Trikotschlauchbinde zweifellos die
älteste und bekannteste Art, aber die Idealbinde hat ihr mit großem Erfolg den Rang streitig gemacht. Beide Gattungen dienen den
gleichen Zwecken und beide werden von 4 cm Breite an bis zu
30 cm Breite angefertigt; ein Zeichen ihrer vielseitigen Verwendung.
Sie werden bei Muskelzerrungen, Krampfadern und als Leibbinde
benutzt, ferner bei Wärmeverbänden u. dgl. Während sich die
Idealbinde leicht ab- und aufwickeln läßt, ist das bei der Trikotschlauchbinde infolge der Schlauchform etwas schwieriger, und das
ist es wohl hauptsächlich, was für die Bevorzugung der Idealbinde
spricht; letztere läßt sich auch leichter waschen.

Trikotschlauchbinden werden auf Rundstrickmaschinen aus
mittlerem Baumwollgarn hergestellt, und zwar fast ausnahmslos

ungebleicht. Für jede Breite ist eine besondere Maschine erforderlich, ein Umstellen auf andere Breiten ist nicht möglich. Infolgedessen erfordert die Herstellung aller Breiten von 4—30 cm eine ziemlich umfangreiche Anlage und deshalb ist die Herstellung auch auf eine mäßige Anzahl von Spezialfabriken beschränkt. Der Verkauf des Trikotschlauches in Rollen erfolgt nach Gewicht, während die Verbandstoff-Fabriken die abgepaßten Binden nach Stück verkaufen. Der Verschnitt beim Abmessen muß bei der Berechnung des Preises berücksichtigt werden.

Die hier abgebildete Rundstrickmaschine (Abb. 34) stellt die bekannteste Bauart dar und zeigt, daß es sich um verhältnismäßig einfache Maschinen handelt. Der Kraftbedarf ist $^{1}/_{8}$ PS, doch läßt sich die Maschine auch von Hand betreiben. Die minütliche Produktion pro Maschine beträgt 40 bis 50 cm.

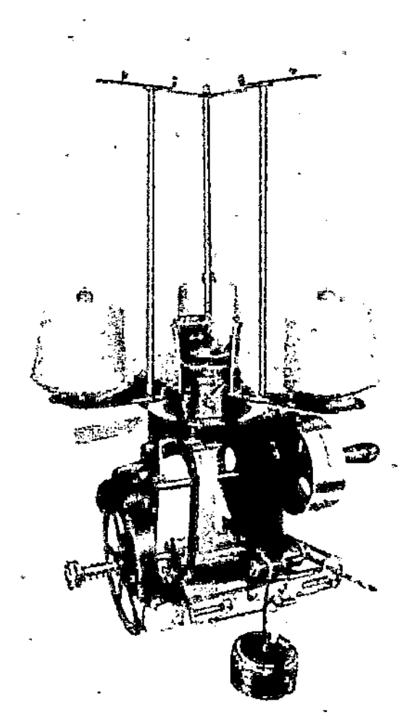

Abb. 34. Rundstrickmaschine für Trikotschlauch.

Idealbinden, die wegen ihrer großen Elastizität und Schmiegsamkeit in der Tat ihren Namen verdienen, stellt man, soweit sie feste Kanten haben, auf Bandwebstühlen unter Verwendung besonders gedrehter Garne her. Die Garne haben teils Rechts-, teils Linksdrehung, sind auch besonderen Waschprozessen unterworfen, ehe sie die rechte Eignung haben.

Die meisten Idealbinden werden aber auf gewöhnlichen Webstühlen, mehrere Binden nebeneinander, gewebt, indem man je an der rechten und linken Seite der einzelnen Binde einen Dreherfaden einwebt; dadurch wird das Ausfransen der Kettfäden verhindert. Später werden die einzelnen Breiten an dieser Stelle durchschnitten.

Im Gegensatz zu Trikotschlauchbinden werden Idealbinden nur nach Stück verkauft. Hat die Idealbinde durch öfteren Gebrauch ihre Elastizität verloren, so kann diese durch Waschen in heißem Wasser wieder hergestellt werden. Ausführliche Waschvorschrift ist auf dem Streifband vermerkt. Die Binde ergibt infolge ihrer Dehnbarkeit einen schmiegsamen, aber festsitzenden Verband ohne einen Druck auszuüben.

Gewebte Gummibinden stellen eine Vereinigung von Gummifäden und Baumwollgarnen dar, wobei die Gummifäden in Richtung der Kettfäden laufen. Es gibt auf diesem Gebiete zahlreiche Ausführungen in Güte und Färbung; die Breiten beschränken sich in der Hauptsache auf 6—12 cm. Sie finden überwiegend bei Krampfadern, Muskelzerrungen und überall dort Verwendung, wo die Muskulatur nicht überanstrengt werden darf. Ein Nachteil dieser Binden ist, daß die Gummifäden nur beschränkt haltbar sind.

Martinsche Gummibinden stellen die älteste Art elastischer Binden dar. Sie werden aus Patentgummiplatte geschnitten und mit Bindebändern versehen. Ihre Haltbarkeit ist sehr begrenzt und wird durch die Art der Aufbewahrung beeinflußt.

Kalt gelagerte Gummibinden, die von Zeit zu Zeit aufgerollt und gedehnt werden, halten sich länger als solche, die der Wärme ausgesetzt sind und unbenutzt bleiben. Vor allem haben Gummibinden den Nachteil, keine Luft durchzulassen, so daß sie vom Patienten unangenehm empfunden werden. Ihre Verwendung hat in den letzten Jahrzehnten stark abgenommen.

F. Die Herstellung von Damenbinden.

Zu den Massenartikeln der Verbandstoff-Fabrikation gehören auch die Damen-(Menstruations-)Binden verschiedenster Art. Was wir nachstehend aus diesem Gebiet besprechen, hat nichts mit den gestrickten *waschbaren Binden*, die ein Erzeugnis der Strickwarenindustrie sind, zu tun; diese kommen höchstens als Wiederverkaufsartikel in Frage.

Die Verbandstoffindustrie stellt lediglich die sog. „*Wegwerfbinden*" her, die nach Gebrauch weggeworfen, d. h. vernichtet werden. Diese müssen ganz billig sein und doch ihren Zweck erfüllen; sie müssen gut saugen, dürfen nicht belästigen oder schmutzen und *müssen sich leicht vernichten lassen.*

Wenn wir einige Jahrzehnte zurückgehen, finden wir zahlreiche Ausführungen, die heute kaum noch in Erinnerung sind. So sind beispielsweise „Moosbinden" heute gänzlich unbekannt. Erhalten haben sich noch Holzwollwattebinden, d. h. Binden aus

Mullgewebe oder Mullschlauch mit einer Füllung aus Holzwoll-watte, doch kann man auch deren Ende voraussehen.

Der viele Jahre hindurch abgelehnte Übergang zu Zellstoff-watte als Füllmaterial von Damenbinden hat auf diesem Gebiet geradezu revolutionierend gewirkt, und es gab eine Zeit, wo die Verbandstoff-Fabriken mit ihren althergebrachten Damenbinden aus Holzwollwatte usw. nahezu kaltgestellt waren durch die schlagartige Einführung billigster Zellstoffbinden.

Allmählich stellte man sich um, brachte erst Binden, die ein Kompromiß zwischen der alten und neuen Methode darstellten, und kam dann, nachdem man sich maschinell auf die neue Arbeits-weise eingestellt hatte, dahin, daß man mit den Zellstoffbinden-Spezialisten wieder konkurrieren konnte.

Es gibt zahlreiche Herstellungsverfahren, mit denen wir uns nachstehend beschäftigen wollen:

In erster Linie unterscheidet man die Damenbinden nach der *Hülle*, mit der sie umgeben sind; es kann Verbandmull, schlauch-förmig oder geschnitten sein oder Netzschlauch, der fertig über die Einlage gezogen oder während des Strickprozesses über die Ein-lage gestrickt wird.

In zweiter Linie sehen wir verschiedene Arten von *Einlagen*: Einlagen aus Verbandwatte, Holzwollwatte oder Zellstoffwatte und Kombinationen von diesen.

Wir wenden uns erst den unter Verwendung von Verbandmull hergestellten Binden zu und finden eine lang geübte und auch heute noch übliche Methode der Herstellung von Damenbinden, die darin besteht, daß man Kompressen aus meist weitmaschigem Verbandmull schneidet und diese so — einmal in der Länge um-geschlagen — näht, daß ein Schlauch daraus entsteht. In diesen Schlauch füllt man mittels zweier muldenförmigen Bleche die Fül-lung Verbandwatte, Zellstoffwatte od. dgl. ein, und zwar so, daß die Füllung gleichweit von beiden Enden des Schlauches entfernt ist. Dann läßt man die Bleche herausfallen und hat nun Schlauch und Füllung zum Nähen fertig. Wenn die fertige Damenbinde ein Maß von 24×7 cm haben soll, muß die Kompresse bzw. der ge-nähte Schlauch eine Länge von 30 cm haben, so daß an jeder Seite 3 cm frei überstehen. Nun legt man ein etwa 5 mm breites Bänd-chen an jeden der Bindenköpfe und legt die freien 3 cm Mull so um, daß das Bändchen dadurch festgehalten wird.

Man steppt auf der Nähmaschine schnell ab und hat nun an jedem Bindenende eine Bändchenschlaufe, mittels derer die Binde am Gürtel festgehalten werden kann.

In ähnlicher Weise stellt man *Damenbinden aus Schlauchmull* her, den die Verbandstoffwebereien in 100 oder 120 cm Breite liefern. Aus einer Breite gewinnt man 10 bzw. 12 Schläuche von etwa 10 cm Breite, die durch fest zusammengewebte Streifen verbunden oder besser gesagt getrennt sind. Um die Schläuche zu trennen, schneidet man die Enden ein und nun faßt die Arbeiterin 1 die Enden der Schläuche 1, 3, 5, 7 und 9, während die Arbeiterin 2 die Enden der Streifen 2, 4, 6, 8 und 10 in die Hand nimmt. Dann ziehen beide Arbeiterinnen gleichzeitig nach rechts bzw. links die Schläuche mit geraden bzw. ungeraden Nummern und wickeln auf diese Weise die meist 120 cm lange Rolle ab.

Dann wendet man die einzelnen Schläuche, damit die unschönen Kanten nach innen kommen und kann nun Längen von je 30 cm oder wie es gerade verlangt wird, abteilen. Das Füllen und Nähen vollzieht sich dann genau so, wie bei der vorausgegangenen Methode beschrieben.

Wesentlich rationeller und billiger ist das Verfahren, den *Verbandmull in Rollen* von 24 cm Breite über eine Maschine gehen zu lassen, die die erforderlichen Mullängen selbsttätig abschneidet und selbsttätig faltet, so daß die Arbeiterin nur die Zellstoffeinlagen zu gegebener Zeit aufzulegen hat. Eine fertige Binde verläßt die Maschine. Freilich wird der Mull nicht genäht oder mit Bändchen versehen, vielmehr verwendet man solche Binden ohne weitere Verarbeitung unter Benutzung von besonders geeigneten Gürteln. Diese nicht genähten Binden haben den Vorteil, daß sie sich nach Gebrauch leicht vernichten lassen, indem man die Einlage einfach herausschüttelt, so daß diese für sich vernichtet werden kann, während der Mull, nun auch räumlich kein Hindernis mehr bildend, für sich beseitigt wird. Die Produktion solcher Maschinen ist groß und beträgt etwa 2400 Binden pro Stunde.

Ganz anders vollzieht sich die Herstellung von *Netzschlauchbinden*, von denen wir nun sprechen wollen.

Die ursprünglichste und einfachste Arbeitsweise ist die, daß man fertiggekauften *Netzschlauch* in geeigneter Länge über zwei muldenförmige, mit einer Einlage gefüllte Bleche streift, die Bleche herausfallen läßt und dann die Enden knotet, sofern nicht die Art des vorgesehenen Gürtels gestattet, diesen Arbeitsgang fallen zu lassen.

Billiger ist es, das erforderliche Garn auf großen Spulen zu kaufen und es auf der nachstehend abgebildeten Maschine selbst zu verarbeiten (Abb. 35).

Diese Maschine ist so konstruiert, daß das Garn schlauchförmig gestrickt wird und daß in bestimmten Abständen selbsttätig Watte- oder Zellstoffwatte-einlagen in den auf dem Bilde sichtbaren Trichter fallen, um dort gänzlich umstrickt zu werden. Wie das Bild zeigt, tritt der fertige und mit Einlagen versehene Schlauch am unteren Teile der Maschine heraus, so daß man ihn nur in den richtigen Abständen abzuschneiden braucht. Ob man die Enden knüpft oder nicht, hängt davon ab, zu welchem Gürtel die Binden passen sollen.

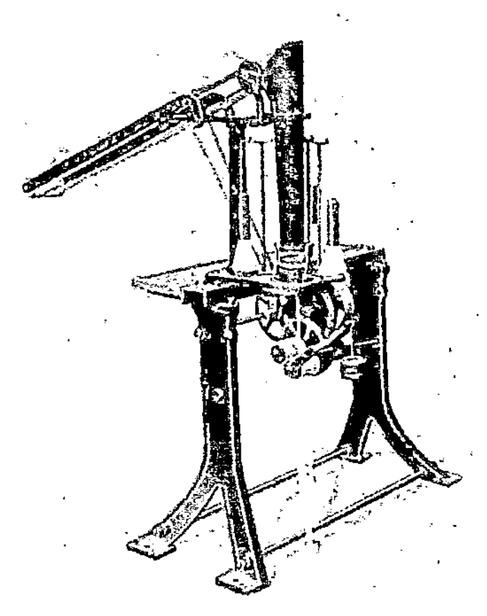

Abb. 35. Damenbinden-Umstrickmaschine.

Es gehörte früher zum Arbeitsprogramm größerer Verbandstoff-Fabriken, auch *Gürtel zu Damenbinden* selbst herzustellen, doch überläßt man das jetzt meist Spezialfirmen, die sich allgemein mit Bandagenfabrikation befassen. An sich erfordert die Herstellung von Gürteln keine besonderen Kenntnisse, auch kaum andere Einrichtungsgegenstände als Nähmaschinen, aber auch auf diesem Gebiete ist die Damenmode nicht ohne Einfluß, so daß es schon zweckmäßiger ist, die erforderlichen Gürtel dort arbeiten zu lassen, wo die Voraussetzungen für fortschreitende und zeitgemäße Arbeit gegeben sind.

G. Wochenbett-Vorlagen, Tampons, Kompressen.

Wie die Damenbindenherstellung innerlich mit allen den Dingen, die der Frauenhygiene dienen, zusammenhängt, so ist die Herstellungsmethode von *Wochenbettvorlagen*, die wir jetzt besprechen wollen, derjenigen von Damenbinden durchaus verwandt. Während man in früheren Jahrzehnten Wochenbettvorlagen lediglich so herstellte, daß man eine Zellstoffplatte od. dgl. mit einer Mullhülle versah, ist man in neuerer Zeit dazu übergegangen, derartige Vorlagen auf den gleichen Maschinen und mit dem gleichen Netzgewebe zu umstricken, wie auf S. 89 bei der Damenbindenherstellung besprochen. Diese Verbilligung durch Ersparnis an Gewebe und Arbeitslohn kann nur als großer Fortschritt bezeichnet werden, denn die Vorlagen erfüllen bei dieser Herstellungsweise durchaus ihren Zweck.

Da es sich bei den Wochenbettvorlagen meist um schmale Ausführungen von 8—12 cm Breite handelt, ist die auf S. 89 besprochene Umstrickmaschine dazu außerordentlich geeignet, denn sie hat eine große Leistung und verbraucht ein Minimum an Garn und Kraft. Die Herstellungsweise ist nahezu die gleiche wie bei Damenbinden, nur daß man die Länge des Gestricks sinngemäß zu bemessen und die Enden glatt umzulegen hat.

Wenn man sich mit *Tampons* und deren Herstellung beschäftigen will, hat man mehrere Arten zu unterscheiden, und zwar

Tampons zu chirurgischen und gynäkologischen Zwecken,

Speicheltampons für die zahnärztliche Praxis.

Die ersteren stellt man auch heute noch so her, daß man etwa 2 g gutsaugende und langfaserige Watte zwischen den Handflächen leicht kugelförmig rundet, in ein Stück Mull von etwa 18×18 cm einhüllt, die Enden zusammenfaßt und mit Garn umwickelt, so daß der Tampon gewissermaßen einen Stiel bekommt. Das Format des Mulls stellt man sich so her, daß man eine Anzahl 18 cm breiter Mullbinden abrollt und zwar so, daß eine auf der anderen liegt, so daß man durch Abschneiden von 18 cm jeweils eine größere Anzahl Abschnitte von 18×18 cm erhält. Die fertigen Tampons haben einen Durchmesser von etwa $4 \frac{1}{2}$ cm.

Eine andere Herstellungsmethode solcher Kugeltampons bietet sich durch Benutzung der auf S. 89 abgebildeten Rundstrickmaschine, aber in etwas kleinerer Ausführung und ohne Zuführeinrichtung. Auf solch kleiner Maschine lassen sich Kugeltampons mit gebleichtem Garn umstricken, aber die Watte muß mit der Hand in gleichmäßigen Abständen in den Fülltrichter geworfen werden, weil eben die mechanische Zufuhr fehlt. Man muß die überstehende Länge des Gestricks so bemessen, daß sich die beiden

Enden knüpfen lassen. Dadurch entsteht wiederum ein Stiel zum Anfassen, während der Tampon auf der übrigen Außenseite eine nahtlose Rundung zeigt. Das Gewicht des fertigen Tampons beträgt etwas über 2 g, während der Durchmesser wieder etwa 4 ½ cm ist.

Zu *gynäkologischen* Zwecken haben die Tampons eine etwas andere Form, etwa wie eine Walnuß, d. h. etwa 3 ½ cm lang bei 2 ½ cm Durchmesser.

Sie haben keine Mullhülle und die Watte ist fester gewickelt und kreuzweise mit weichem, gebleichtem Garn gebunden. Man stellt solche Tampons aus etwa 3 ½ cm breiten Wattestreifen her, die man ziemlich fest aufrollt und kreuzweise schnürt. Zur Abrundung des Formats kann man die Tampons leicht zwischen den Handflächen rollen. Das Gewicht solcher Tampons ist ebenfalls etwa 2 g. Gelegentlich werden solche Tampons auch aus Jodoformwatte verlangt; die Herstellungsweise ist die gleiche.

Auf ganz anderem Gebiet liegt die Herstellung von *Speicheltampons*, die großen Absatz haben. Wirklich befriedigende Maschinen zur Fabrikation von Speicheltampons sind noch nicht bekannt geworden, doch haben die wenigen Spezialfabriken natürlich ihr eigenes Verfahren, das sie sorgfältig hüten.

Eine seit Jahrzehnten gebräuchliche und für kleinere Mengen ausreichende Methode besteht darin, daß man dünne Wattevließe, die bei einer Größe von 60 × 200 cm etwa 200—250 g wiegen, auf einen glatten Tisch legt und, je nachdem, welche Stärke von Tampons man arbeiten will, in Abschnitte von entsprechender Länge mit der Schere zerteilt. Nun nimmt man einen glatten Draht von etwa Stricknadelstärke und reichlich 60 cm Länge und legt ihn auf das vordere Watteende. Dann wickelt man — wozu zwei Personen erforderlich sind — das Watteende um den Draht und rollt diesen unter beständigem Druck weiter, bis die gewünschte Stärke erreicht ist. Für 1 cm dicke Tampons ist eine Länge des Wattevließes von etwa 15 cm erforderlich. Dann zieht man den Draht heraus und wickelt aufs neue, bis die erforderliche Menge fertiggestellt ist. Die fertigen Wickel müssen dann ,,beleimt'' werden, was so geschieht, daß man eine Glasplatte von etwa 40 × 65 cm mit Zucker- oder Stärkelösung mittels eines breiten Pinsels bestreicht und die Wattewickel mittels eines glatten Holzbrettes darüberrollt, so daß sie rundum ,,beleimt'' sind. Dann legt man die beleimten Wickel so, daß sie nicht aneinander festkleben können und läßt sie trocknen. Sind die Wickel trocken, so bündelt man sie in geeigneten Mengen je nach Stärke und schneidet sie auf einer leichtgängigen Bindenschneidemaschine in die übliche Länge.

Unter *Kompresse* versteht man, vom Sinne des lateinischen Ursprungs ausgehend, im allgemeinen etwas fest Zusammengedrücktes, welches — auf die Wundpflege angewandt — durch die Zusammenballung eine Blutung zu stillen vermag. Man kann also beispielsweise ein zusammengeballtes Taschentuch als Kompresse bezeichnen.

Die Verbandstoff-Fabrikation bezeichnet im Gegensatz zu diesem ursprünglichen Sinne die verschiedensten Fabrikate als Kompressen und legt in der Kennzeichnung einmal die Betonung auf den Zweck, das andere Mal auf den Werkstoff, wobei letzterer in beiden Fällen der gleiche sein kann. So finden wir Augenkompressen, Nabelkompressen, Mullkompressen, Jodoformgazekompressen usw.

Augenkompressen bestehen aus bester Verbandwatte, welche beiderseits mit Verbandgaze (Mull) belegt ist. Um solche Kompressen schnell und ohne zuviel Abfall herzustellen, rollt man Verbandwatte in der meist üblichen Stärke auf der Watterollmaschine, welche auf S. 35 beschrieben wurde, und läßt gleichzeitig oben und unten 17- bis 20fädigen Mull mit einlaufen. Die so hergestellten, beiderseits mit Mull belegten Watterollen schneidet man dann auf der Watteschneidemaschine (vgl. S. 73) in etwa 14 cm breite Rollen, die man unter die Stanze bringt. Die Beschaffung geeigneter Stanzen mit Stanzmessern macht keine Schwierigkeiten, da es zahlreiche Spezialfabriken hierfür gibt; es sei nur gesagt, daß man je ein Stanzmesser für einfache und doppelte Augenkompressen haben muß. Das Messer für doppelte Kompressen, d. h. für zwei Augen, stellt Kompressen für zwei Augen her, und zwar 13 cm lang und an der stärksten Rundung 5 cm breit, während das Messer für einteilige Kompressen aus zwei zusammengebauten Messern besteht, von denen jedes eine Kompresse für ein Auge stanzt. Die Breite der Kompressen für ein Auge beträgt 6 cm, so daß gut zwei Messer nebeneinander arbeiten und die 14 cm breiten Rollen ohne viel Verlust verarbeiten können. Es ist also für beide Kompressensorten nur eine Rollenbreite erforderlich, was die Arbeit erleichtert und unnötigen Abfall vermeidet.

Mullkompressen werden in jeder beliebigen Ausführung hergestellt, angefangen bei dem einzelnen Mullabschnitt, der 4- oder 6fach gefaltet, eine Kompresse darstellt, bis zu den Kompressen, die aus fünf, zehn oder mehr übereinandergelegten Mullagen gebildet sind. Die Formate werden willkürlich je nach Bedarf festgelegt, doch sind feststehende Formate folgende:

$$10 \times 10, \ 15 \times 15, \ 20 \times 20 \ \text{und} \ 20 \times 40 \ \text{cm.}$$

Das letztere ist auch das von den Militärbehörden vorgeschriebene Format. Man kann derartige Kompressen auf Papierschneidemaschinen, über die größere Verbandstoff-Fabriken verfügen, schneiden, doch zeigen sich dann Quetschränder, die beim Verband unangenehm empfunden werden. Eine bessere Methode besteht in der Benutzung einer elektrischen Rollschere, wie sie auf S. 34 besprochen wurde, wenn nicht eine geeignete Bindenschneidemaschine vorhanden ist, die das einwandfreie Schneiden solcher Kompressen gestattet.

In diesem Zusammenhange sei noch „*Kompressenstoff*" erwähnt, der aus einer Kombination von Verbandwatte und Mull besteht. Man stellt den Kompressenstoff auf der Watterollmaschine her, einseitig oder doppelseitig, wie es gewünscht wird, mit Mull belegt. Es ist genau dasselbe Verfahren, wie im Zusammenhang mit Augenkompressen beschrieben.

Nabelkompressen sind lediglich Mullkompressen, die in 10facher Lage liegen und im Format 8×8 cm geschnitten sind.

Alle diese Kompressen werden nach Bedarf sterilisiert geliefert.

H. Das Sterilisieren.

Unter „Sterilisieren" verstehen wir das Abtöten von Keimen aller Arten durch Wasserdampf. Über die zweckmäßigste Art der Sterilisation hat man sich lange gestritten — die umfangreiche Literatur hierüber legt Zeugnis davon ab — aber wir können heute wohl — besonders auf Grund der Veröffentlichungen von Professor Konrich — klar den Weg erkennen, der für die Verbandstoffindustrie gegeben ist.

Man darf sich beim Lesen irgendwelcher Literatur über Sterilisierverfahren den Blick nicht trüben lassen, sondern muß immer beachten, daß die Gesichtspunkte, nach denen der Verbandstoff-Fabrikant zu arbeiten hat, andere sind, als wie sie für Kranken-

anstalten Geltung haben. Krankenanstalten sterilisieren Verbandstoffe zum sofortigen Gebrauch, Verbandstoff-Fabriken stellen
sterile Verbandstoffe zum Wiederverkauf, also für längere Lager-
zeit her, und daraus ergibt sich, daß schon die Beschickung der
Sterilisatoren in verschiedener Art vor sich gehen muß. In Krankenanstalten sterilisiert man so-
wohl Verbandstoffe, wie Wäsche-
stücke, und da letztere schonend
behandelt werden müssen, ergibt
sich auch hier zwangsläufig eine
unterschiedliche Behandlung im
Sterilisieren.

Wir bringen hier eine Abbildung der gebräuchlichsten Ver-
bandstoffsterilisatoren (Abb. 36),
mit der Ausrüstung für einen
Druck von $2\frac{1}{2}$ atü $= 139°$, doch
ist zu beachten, daß das Sterilisierverfahren, insonderheit die
Zeitdauer, durch die jeweilige
Größe des Apparates nicht un-
wesentlich beeinflußt wird.

Man hüte sich also, irgendwelche Grundsätze vorbehaltlos und
ohne genaue Prüfung der jewei-
ligen Verhältnisse anzuwenden.

Als bestes Verfahren gilt z. Zt.,
und angewandt bei einem Sterilisator von 40 cm Durchmesser und

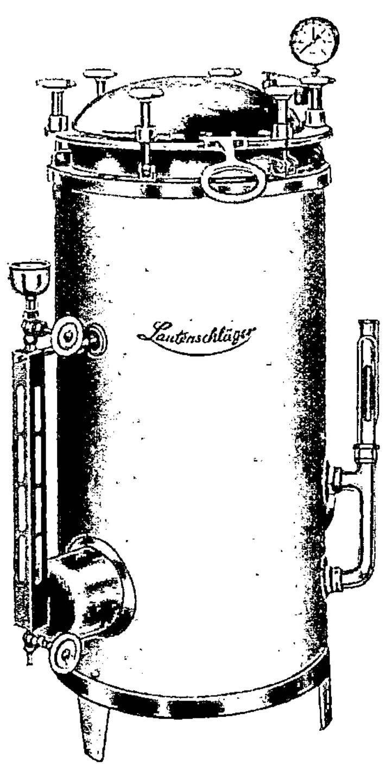

Abb. 36. Verbandstoff-Sterilisator.
(F. u. M. Lautenschläger, Berlin.)

60 cm Höhe, die Verwendung
von gesättigtem Wasserdampf von 1 atü $= 121°$, der von dem
Zeitpunkte an, zu dem der Sterilisator die Temperatur von 121°
anzeigt, sechs Minuten lang das Sterilisiergut durchdringt. Bevor
man diese sechs Minuten zu rechnen beginnt, muß man sich über-
zeugt haben, daß der Dampf das Sterilisiergut überall mit 121°
durchdrungen hat, und daß die Luft bis auf einen Rest von höchstens 10% ausgetrieben ist. Durch Versuche ist festgestellt, daß
die Raummitte stets am letzten die Temperatur von 121° erreicht,
daß dieses Ziel aber spätestens innerhalb von 30 Minuten erreicht

wird. Um die Luft aus dem Sterilisator zu entfernen, muß der hinter dem Thermometer befindliche Hahn solange geöffnet bleiben, bis das Thermometer eine Temperatur von 121° anzeigt. Da man nach Ablauf der Sterilisierdauer von sechs Minuten den Dampf abläßt und das Sterilisiergut noch einige Minuten im Apparat läßt, ergibt sich unter Berücksichtigung der Anwärmezeit eine Gesamtsterilisationsdauer von 40 Minuten.

Nun sprechen bei der Verbandstoffindustrie — im Gegensatz zur Krankenhauspraxis — noch andere Gesichtspunkte bezüglich Beschaffung von Sterilisierapparaten mit, nämlich Zeitgewinn und Betriebskosten, und wenn man diese zu Worte kommen läßt, so erhebt sich die Frage, ob es nicht wirtschaftlichere und schnellere Methoden gibt.

Hierzu ist zu sagen, daß sich für große Betriebe mit laufender Sterilisation großer Mengen Sterilisatoren mit $2\frac{1}{2}$ atü = 139° besser eignen. Zwar sind die Anschaffungskosten etwas höher, aber die Sterilisationszeit ist kürzer, so daß Zeit gewonnen und Dampf gespart wird. Diese Apparate sind mit einer Dampfstrahlpumpe versehen, so daß die vorhandene Luft schneller abgesaugt und dadurch die Höchsttemperatur schneller erreicht wird, während andererseits nach dem Sterilisieren auf gleichem Wege der Wasserdampf schnellstens abgesogen wird, so daß man das Sterilisiergut dem Apparat trocken entnehmen kann.

Das *Verpacken des Sterilisiergutes* ist eine Frage, mit der sich der Verbandstoff-Fabrikant nicht genug beschäftigen kann, da zweifellos gerade auf diesem Gebiete noch große Fortschritte möglich sind.

Während in Krankenanstalten das Sterilisiergut unverpackt, d. h. lediglich in Tücher gehüllt oder lose in Drahtkörben dem Sterilisator übergeben wird, hat der Verbandstoff-Fabrikant seine Verbandstoffe verpackt zu sterilisieren. Zwar wird man die Verbandstoffe nicht in der fertigen Verkaufspackung sterilisieren, weil diese durch die Einwirkung des Wasserdampfes unansehnlich würde, aber man übergibt sie dem Sterilisator in einer Innenpackung, die von vornherein darauf zugeschnitten ist, daß sie den Sterilisierprozeß aushält und vor allem, daß die Sterilität nachher nicht ungünstig beeinflußt werden kann.

Die Sterilisierung wäre zwecklos, wollte man nicht eine Verpackung wählen, die dafür Sicherheit bietet, daß der Verbandstoff auch wirklich steril bleibt, man muß also Verpackungen benutzen, die zuverlässig sind. Nach den Veröffentlichungen eines Wissenschaftlers, der sich oft zu den Fragen der Sterilisation geäußert hat, durchdringt Wasserdampf alle Arten von Papier, doch hat sich in der Praxis am besten Filtrierpapier oder Fließpapier (Sterilisierpapier!) bewährt, weil es frei von Leim und Beschwerungsmitteln ist.

Man wird demnach alle zu sterilisierenden Verbandstoffe erst in Sterilisierpapier packen und ordnungsgemäß verschnüren, damit sich die Pakete nicht öffnen können und nach dem Sterilisieren, sobald die Pakete getrocknet sind, dieselben mit der zweiten, für den Verkauf bestimmten Hülle versehen. Im allgemeinen verwendet man für alltägliche Artikel eine Außenhülle aus Pergamentpapier oder Faltschachteln, aber Spezialpackungen, z. B. geburtshilfliche Zusammenstellungen, stattet man am besten mit runden Papp- oder Blechdosen aus; letztere u. U. verlötet und mit Aufreißstreifen.

Für jeden einzelnen Fall lassen sich an dieser Stelle keine bestimmten Packungsvorschriften geben; es ist Sache des Praktikers, je nach Bedarf die jeweils zweckmäßigste Verpackung zu ermitteln, die unter allen Umständen die Forderungen der Sterilität erfüllt, geeignet für den Wiederverkauf und trotzdem nicht zu teuer ist.

I. Verbandpäckchen.

Der Weltkrieg hat der Verbandstoffindustrie die Bedeutung der Verbandpäckchen so eindringlich vor Augen geführt, daß keine Verbandstoff-Fabrik sich der Aufgabe entziehen kann, sich mit diesem wichtigen Gegenstand zu befassen.

Durch den Ausbau unseres öffentlichen Rettungswesens, vor allem aber durch die straffe Zusammenfassung der deutschen Jugend, beginnend mit dem Dienst der HJ. und weitergeführt bis zum Arbeitsdienst, sind so viele neue Aufgaben auf diesem Gebiete entstanden, daß es den Rahmen dieses Buches weit überschreiten würde, wollte man sich mit allen Einzelheiten beschäftigen.

Es sei deshalb zunächst das Grundsätzliche über Verbandpäckchen gesagt, das der Verbandstoff-Fabrikant sowohl bei der Herstellung feststehender Modelle, wie bei Neukonstruktionen zu beachten hat. Es gilt hier dasselbe, was wir bei Besprechung steriler Verbandstoffe sagten, daß nämlich hier noch ein weites Feld der Weiterentwicklung liegt, mit dem sich zu beschäftigen, zweifellos eine lohnende Aufgabe ist.

Die Hauptgesichtspunkte für jedes Verbandpäckchen in Gegenwart und Zukunft sind:

1. Zuverlässig schließende und leicht und schnell zu öffnende Hülle,
2. Geschickte Anordnung des Verbandes, der so beschaffen sein muß, daß er ohne Beeinträchtigung der Sterilität zuverlässig angelegt werden kann.

Um diese Forderungen zu erfüllen, hat man die verschiedensten Wege eingeschlagen, und ein Vergleich der internationalen Arbeit an diesem Problem, zu dem der Weltkrieg hinreichend Gelegenheit gab, ist außerordentlich lehrreich.

Das deutsche Heerespäckchen von 1914 ist heute noch in der inneren Anordnung Vorbild für alles, was an derartigen Anfertigungen für das deutsche Rettungswesen in Frage kommt. Trotz Übergang zu einer anderen Imprägnierung der Kompressen ist das Päckchen fast unverändert geblieben, aber man sichert nun den Inhalt des Päckchens besser als früher gegen äußere Einflüsse durch eine wasserdichte Hülle. Zur besseren Veranschaulichung lassen wir den Wortlaut einer Beschreibung der Verpackung folgen, wie wir sie dem Buche von GEMEINHARDT: „Einführung in die Wehrpharmazie", entnehmen. Es heißt dort:

Dann wird das Päckchen in keimdichtes Papier von vorgeschriebener Beschaffenheit eingehüllt und keimfrei gemacht. Dieses nun keimfreie Päckchen wird in ein aus beiderseitig gummiertem Gummistoff mit überstehendem Klebrande versehene Hülle gebracht; im Klebrand ist ein Einschnitt, der leichtes Aufreißen der Hülle gestattet. Endlich wird das Päckchen in feldgraues Zwirntuch eingeschlagen, mit dünnem Bindfaden kreuzweise verschnürt und durch leichtes Pressen auf die vorgeschriebenen Maße gebracht. Zwischen Zwirntuch und Gummihülle ist eine genaue, leicht verständliche Gebrauchsanweisung eingelegt.

Selbstverständlich kann keine der heutigen Verbandpäckchen-Ausführungen beanspruchen, als Ideal angesehen zu werden, vielmehr wird man immer bemüht bleiben, durch geschicktere Anordnung oder durch verbesserte Umhüllung Fortschritte zu erzielen. So ist der Gedanke, die Kompresse der Päckchen verschiebbar oder in der Größe verstellbar zu machen, durchaus berechtigt, auch wird man mit der Zeit und mit Hilfe der immer wieder auftauchenden neuen Werkstoffe vielleicht eine Hülle finden, die man als ideal bezeichnen kann.

Die Wasserdichtigkeit der Verbandpäckchen suchte man früher durch Verwendung eines anhydrophil imprägnierten Zwirntuches zu erreichen, doch waren die von den Japanern und Russen im Weltkrieg benutzten Päckchen mit gummierter Stoffhülle nach dieser Richtung hin zuverlässiger. Inzwischen sind durch die veränderte Kriegführung neue Gesichtspunkte entstanden, denen man Rechnung tragen muß, und so verlangt man denn heute, daß die Heerespäckchen luft-, gas- und wasserdicht sein müssen.

Die deutsche Wehrmacht kennt jetzt zwei Größen von Verbandpäckchen, die beide mit 28 fädigen Mullbinden von 4 m Länge und 7 bzw. 10 cm Breite hergestellt und mit einer 27 fachen Kompresse aus 20 fädigem, mit Chlorjodoxychinolin imprägniertem Mull benäht werden. Die Kompressen werden 25 cm vom äußeren Bindenende aufgenäht, doch liegt die Binde unter denselben dreifach. Beim Verschließen des Päckchens wird die Kompresse zweimal gefaltet, zwischen das unaufgerollt gebliebene und das wieder aufgewickelte 25 cm lange Bindenende gedrückt und mit einem dünnen Faden zusammengebunden. Durch geeigneten Stempelaufdruck wird gezeigt, wie der Verband anzulegen ist, ohne daß die Sterilität gefährdet wird. Über die weitere Verpackung spricht der vorausgegangene Auszug aus dem Buche „Einführung in die Wehrpharmazie" (Verlag Ferdinand Enke, Stuttgart).

In ganz ähnlicher Weise werden die meisten anderen Verbandpäckchen in Deutschland hergestellt, sei es nun für den öffentlichen oder privaten Sanitätsdienst, oder für nichtmilitärische Formationen.

Außerdem gibt es sog. „*Schnellverbände*" in vier Größen, die nach gleichen Gesichtspunkten hergestellt werden, wie die vorstehend besprochenen Verbandpäckchen. Der Unterschied liegt eigentlich nur in der äußeren Ausstattung, die bei den Schnellverbänden aus einer Papierhülle oder Faltschachtel mit Perforierlinie (zwecks schnelleren Öffnens!) besteht. Papierhülle sowohl wie Faltschachteln sind mit ausführlicher Gebrauchsanweisung bedruckt.

Sowohl Verbandpäckchen wie Schnellverbände werden sterilisiert geliefert und auf besonderen Wunsch mit Jodampulle (in Holzbüchse!) versehen.

K. Verbandkästen.

Die Zusammenstellung von Verbandkästen ist ein schier endloses Gebiet, das noch lange nicht ausgeschöpft ist und ideenreichen
Menschen ein dankbares Betätigungsfeld bietet.

Abgesehen von den mannigfachen Verbandkästen der Militärbehörden, mit denen sich zu befassen nicht angebracht erscheint,
treten die *berufsgenossenschaftlichen Verbandkästen* durchaus in
den Vordergrund.

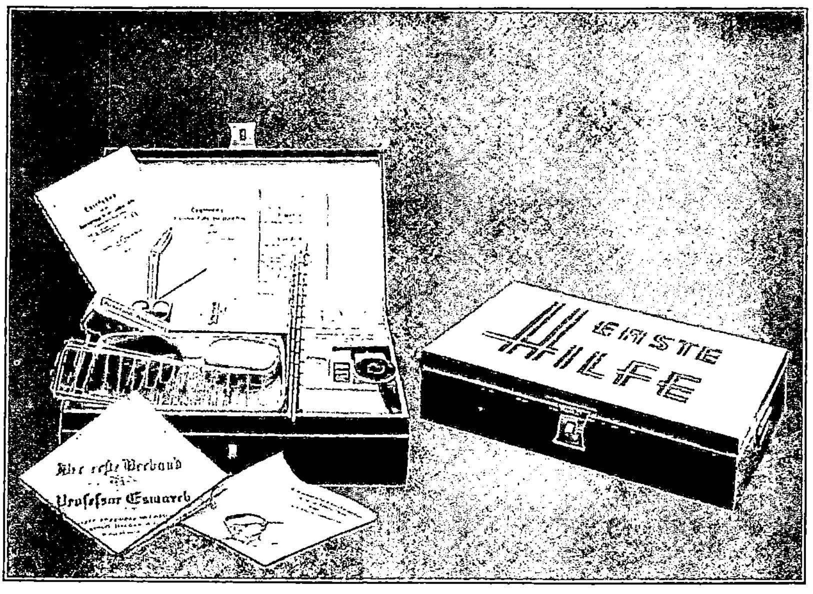

Abb. 37. Großer gewerblicher Einheits-Verbandkasten.

Zu Anfang dieses Jahrhunderts hatte fast jede Berufsgenossen-
schaft ihr eigenes Verbandkastenmodell, dessen Inhalt den jeweils
meist vorkommenden Verletzungen angepaßt war. Wohl um diesem Zuviel an Mannigfaltigkeit zu begegnen, brachte der Verband
der Deutschen Berufsgenossenschaften einen kleinen und einen
großen *Einheitsverbandkasten* heraus, die für alle Gewerbebetriebe
vorgeschrieben wurden. Zu ihnen gesellte sich ein „*Kleinstverband-
kasten*" für den Einzelhandel und das Gaststättengewerbe, so daß
wir drei gewerbliche Standardausführungen haben.

7*

Der Inhalt besteht hauptsächlich aus sterilen Schnellverbänden oder Einzelverbänden, Pflasterverbänden, Binden usw., so daß also größere Packungen von Verbandstoffen wie Watte, Mull usw. nicht mehr in Betracht kommen. Es ist alles darauf zugeschnitten,

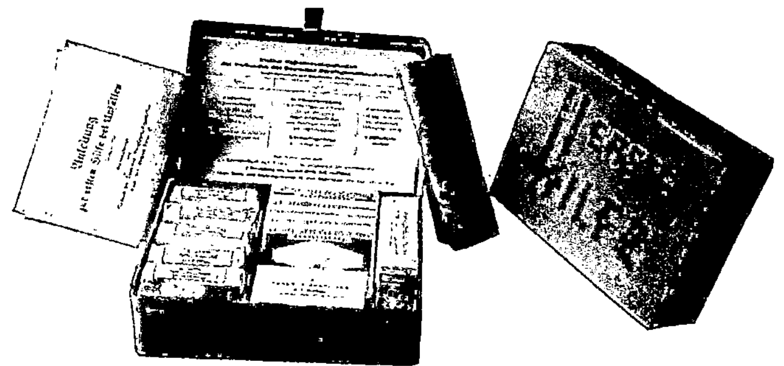

Abb. 38. Kleiner gewerblicher Einheits-Verbandkasten.

so übersichtlich wie möglich alles für die erste Hilfe Nötige in greifbarster Form darzubieten, doch ist hierbei Voraussetzung, daß diese Schnellpackungen stets sofort nach Verbrauch ergänzt werden, weil größere Ergänzungspackungen, mit denen man früher arbeitete, wie wir schon sagten, fehlen.

Um unseren Lesern ein klares Bild von der Ausführung der drei gewerblichen Einheitskästen zu vermitteln, zeigen wir hierneben die Abbildungen derselben, wozu aber bemerkt sei, daß diese Bilder nur das ungefähre Größenverhältnis und die durchschnittliche Ausführungsart veranschaulichen sollen (Abb. 37—39).

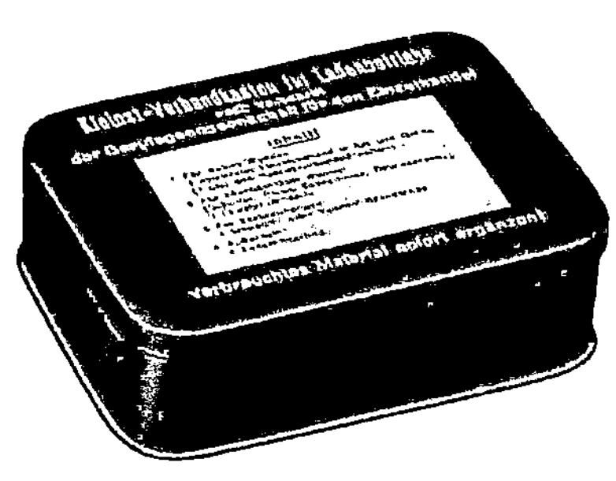

Abb. 39. Kleinst-Verbandkasten nach berufsgenossenschaftlicher Vorschrift.

Diese gewerblichen Einheitskästen erfüllen den durchschnittlichen Zweck, doch scheint man bei einzelnen Berufsgenossenschaften nicht damit auszukommen, so daß wir schon wieder eine Anzahl Spezialausführungen sehen, von denen wir vor allem folgende nennen möchten:

Verbandkasten nach Vorschrift der Tiefbau-Berufsgenossenschaften,

kleines und großes Modell,

Verbandkasten nach Vorschrift der Rheinisch-Westfälischen Textil-Berufsgenossenschaft,

Verbandkasten für die Westdeutsche Binnenschiffahrts-Berufsgenossenschaft

in kleiner, mittlerer und großer Ausführung,

Verbandkasten für die Norddeutsche Binnenschiffahrts-Berufsgenossenschaft

in kleiner, mittlerer und großer Ausführung,

Verbandkasten für die See-Berufsgenossenschaft

in zwei Ausführungen.

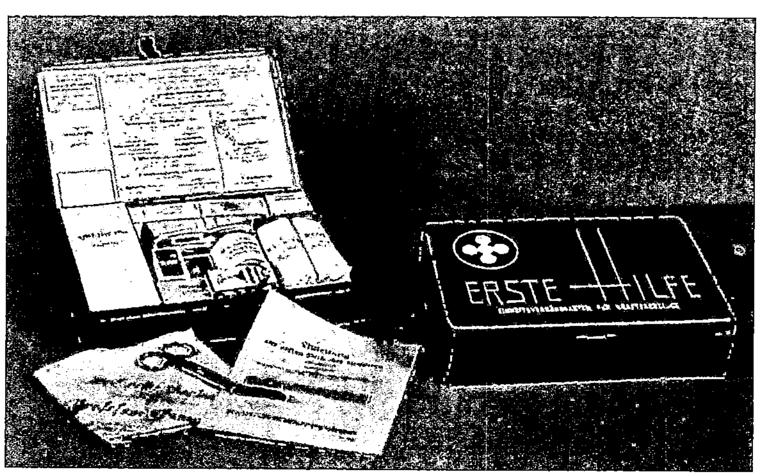

Abb. 40. Genormter Einheits-Verbandkasten für Kraftfahrzeuge.

Neben den berufsgenossenschaftlichen Verbandkästen steht der genormte *Einheitskasten für Kraftfahrzeuge* (DIN Fanok 17 und 18) im Vordergrund.

Er ist obligatorisch für alle Kraftfahrzeuge mit angestelltem Fahrer (also nicht Herrenfahrer!) und wird daher in großem Umfange gebraucht. Seine Ausstattung zeigt wieder das Bestreben, mittels fertiger steriler Verbände etwas für plötzliche Unfälle zu bieten, und die bisherigen Erfahrungen haben offenbar bestätigt, daß dies Verfahren richtig ist. Zur besseren Orientierung lassen wir eine genaue Inhaltsübersicht im Wortlaut des Fachnormenausschusses folgen:

Notverbandzeug für Kraftfahrzeuge.

1. 4 große (7—8 cm) und 2 kleine (4 cm) keimfreie Einzelverbände in Art der Heeresverbandpäckchen, *am besten verbunden* mit Jodampulle (5%). Erst unmittelbar vor dem Gebrauch zu öffnen! Gebrauchsanweisung auf der Umhüllung.

2. Pflasterverbände (elastisches Heftpflaster mit Verbandeinlage: Mullkissen) in mittlerer Größe (Mullkissen etwa $2\frac{1}{2}\times2\frac{1}{2}$ cm), jeder Verband mit vor der Verwendung abzuziehender Gaze bedeckt, je 3 dieser Pflasterverbände unter Beigabe einiger Heftpflasterstreifen zum Überkleben der Ränder des Pflasterverbandes in einem Briefumschlage mit Gebrauchsanweisung und Aufdruck: „*Nur für oberflächliche Wunden* (Schnitte, Risse, Abschürfungen, Druckblasen)".

3. 4 Mullbinden, 24fädig, 4 m lang, 8 cm breit, an den Schnittflächen verputzt und einzeln verpackt.

4. 100 g Spitalwatte von mittlerer Faser ohne Knoten und Schalen zum Abrollen in Pappkasten mit Aufdruck: „Zum Polstern!"

5. 1 Wismuth- oder Vasenol-Brandbinde, 2 m lang, 10 cm breit, in Schachtel mit aufgedruckter Gebrauchsanweisung.

6. 1 Verbandschere (abgeknickt, geknöpft) Fanok . . .

7. 1 dreieckiges Verbandtuch (nach Esmarch, mit aufgedruckter Gebrauchsanweisung).

8. 3 Kramerschienen, 2 je 50 cm lang, 8 cm breit, und eine 40 cm lang, 6 cm breit.

9. 1 Spule Kautschukheftpflaster, 5 m lang, 3,75 cm breit.

10. 4 Ampullen Lavendel-Ammoniak *in Hülsen* (zur Anregung bei Ohnmacht).

1. Die nicht vorgeschriebenen, aber sehr zu empfehlenden *Jodampullen* können auch *getrennt* beigegeben werden (6 Stück in geeigneter Verpackung). Keine Jodflasche!

12. 1 Schlagaderabbinder (Gurt), 80 cm lang, 2,5 cm breit, mit Aufdruck: „Darf höchstens 3 Stunden liegen bleiben! Nach einer und nach zwei Stunden vorübergehender Lockerung, um festzustellen, ob die Blutung steht!"

13. 12 Sicherheitsnadeln Nr. 2.

14. 1 Anleitung zur ersten Hilfe bei Unfällen (herausgegeben vom Verbande der Deutschen Berufsgenossenschaften in Carl Heymanns Verlag, Berlin).

Das Notverbandzeug muß in sauberem, gutschließendem, übersichtlich eingeteiltem Behälter (Kasten oder Tasche) untergebracht werden. Auto-Verbandkasten siehe DIN Fanok 17.

Es liegt auf der Hand, daß jeder, der nicht gezwungen ist, einen solchen nicht ganz billigen Verbandkasten mitzuführen, versuchen wird, mit einfacherer Ausführung zurecht zu kommen, um wenigstens den Schein zu wahren. Man möchte angesichts der vielen Appelle an die Solidarität der Kraftfahrer nicht den Anschein erwecken, als wollte man sich um allgemeine Pflichten drücken, und so findet man denn als Ersatz für den genormten Autokasten oft recht primitive und unzulängliche Verbandkasten. Der verantwortungsbewußte Verbandstoff-Fabrikant wird in Fällen, wo billige Autokästen von ihm verlangt werden, bemüht sein, in kleinerem Rahmen etwas Brauchbares zu bieten, und findet in dem genormten Inhalt des Einheitsverbandkastens für Kraftfahrzeuge genügenden Anhalt, um zweckentsprechende, aber billigere Zusammenstellungen zu liefern.

Nun gibt es außer dem Einheitsverbandkasten für Kraftfahrzeuge noch eine Anzahl Verbandkasten, die von Behörden für Kraftfahrzeuge vorgeschrieben sind, doch würde es zu weit führen, alle diese Modelle einzeln zu besprechen. Es seien nur die bekanntesten Typen genannt, um zu zeigen, wie außerordentlich mannigfaltig dies Arbeitsgebiet ist.

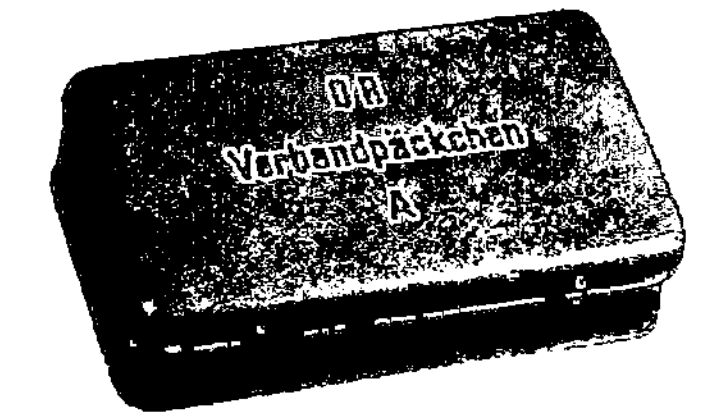

Abb. 41. Verbandkästchen der Deutschen Reichsbahn.

Wir finden u. a. einen *Verbandkasten für Kraftfahrtlinien* nach ministerieller Vorschrift, ferner *Verbandkasten der Reichspost* für Kraftomnibusse, Lastkraftwagen und Landkraftwagen; alles Dinge, die durch die Entwicklung des Kraftwagenverkehrs notwendig geworden sind.

Im Zusammenhang mit dieser kurzen Besprechung behördlicher Autoverbandkästen liegt es nahe, sich kurz mit den wesentlichsten Sanitätseinrichtungen der deutschen Verkehrsbehörden zu befassen, um einen Überblick über das zu erhalten, was für den Verbandstoff-Fabrikanten von Interesse ist.

Die *Reichsbahn*, der größte Unternehmer Deutschlands, hat das hier abgebildete Kästchen (Abb. 41) für Triebwagen im Stadtbahnverkehr für Zugführer der Güterzüge, Rottenführer usw. vorgesehen, und zwar in zwei Ausführungen, A und B, die inhaltlich etwas verschieden sind. Daneben hat die Reichsbahn Verbandschränke für D-Zugwagen, kleine Rettungskasten für Züge und große Verbandschränke für Stationen. Die Beschäftigung mit diesen Dingen erfordert große Sachkenntnis und energische Vertiefung in alle Einzelheiten. Insonderheit sind die wesentlichsten Verbandstoffe für diese Behälter in sonst nicht übliche Pappdosen mit Perforierlinie zu packen, und allein dieser Umstand zeigt, daß sehr viel Arbeit dazu gehört, um auf diesem Gebiete Brauchbares zu leisten.

Ähnlich liegen die Dinge bei der *Reichspost*, die neben dem genormten Einheitskasten für Kraftfahrzeuge und dem Verbandkasten für Kraftomnibusse noch besondere Kästen für Bahnposten und Ämter mittlerer Größe und solche für den Telegraphenbaudienst hat. Wir sehen davon ab, Einzelheiten über den Inhalt der verschiedenen Ausführungen zu bringen und zeigen nur im nachstehenden Bilde (Abb. 42), wie das von der Reichspost vorgeschriebene Modell äußerlich beschaffen ist.

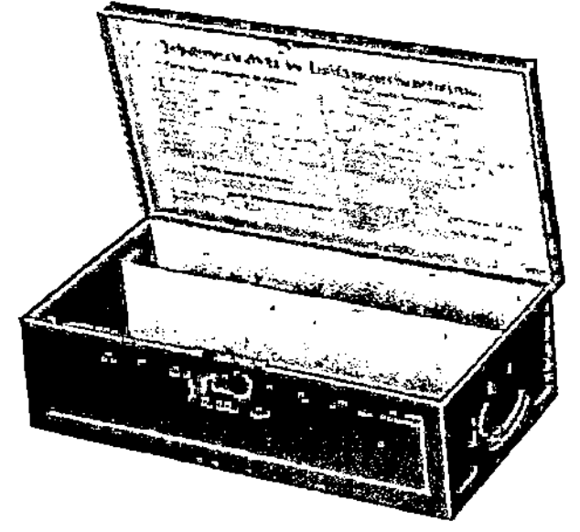

Abb. 42. Verbandkasten der Deutschen Reichspost für Kraftomnibusse usw.

Diese Kastenart ist für drei Reichspostausführungen vorgeschrieben, so daß jeweils nur der Inhalt verschieden einzufüllen ist. Die Übereinstimmung des Kastens bei drei Ausführungsarten ist eine außerordentliche Erleichterung.

Damit ist das Gebiet der Rettungskästen noch lange nicht erschöpft, und der findige Verbandstoff-Fabrikant hat unzählige Möglichkeiten, sich zu betätigen. Wir nennen in diesem Zusammenhang nur die Rettungskästen für Bergwerke, für Flugzeuge, für die mancherlei Formationen der Bewegung, für die HJ., für die SA., für den Arbeitsdienst u. a. m.

Darüber hinaus gibt es bei der *Heeresverwaltung* und der *Polizei* Verbandkästen und Taschen verschiedenster Art, mit denen sich zu beschäftigen aber nur lohnt, wenn man sich intensiv mit allen Einzelheiten befaßt; die Materie ist zu schwer, um so nebenher miterledigt zu werden.

Auch für *Feuerwehren* ist in den letzten Jahren ein Verbandkasten genormt worden, an dem wir nicht vorübergehen wollen.

Der in Abb. 44 in der Außenansicht abgebildete Feuerwehrkasten ist sehr solide aus Holz mit starken Eisenbeschlägen gearbeitet und hat eine Größe von 70×40×11 cm. Er ist mit kräftigen Verschlüssen und Handgriffen versehen und enthält, in zahl-

reiche Fächer verteilt, neben Verbandstoffen usw. ein chirurgisches
Besteck nebst Handtuch und Seife und ein Injektionsbesteck nebst

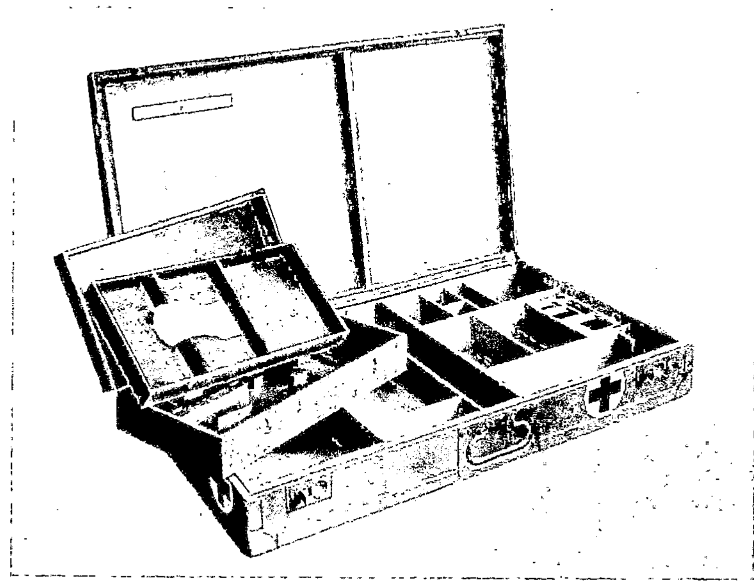

Abb. 43. Genormter Feuerwehr-Verbandkasten; offen, leer.

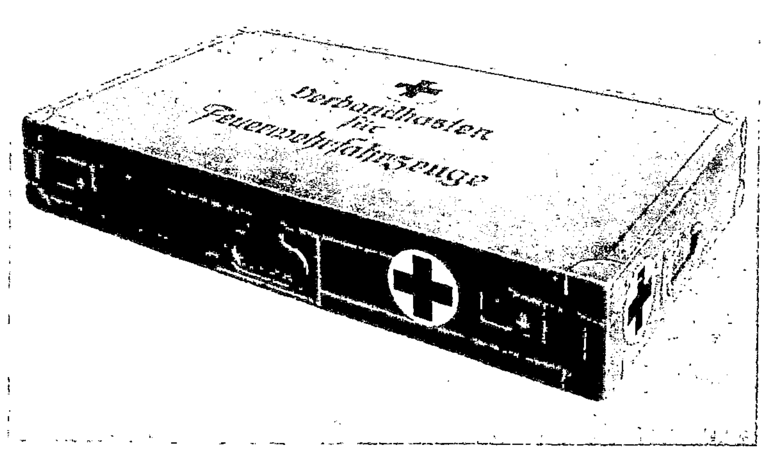

Abb. 44. Genormter Feuerwehr-Verbandkasten; geschlossen.

zahlreichen Ampullen mit Cardiazol, Morphium usw. Der übrige Inhalt umfaßt Mittel bei mechanischen Verletzungen, Mittel bei Brandwunden, Mittel gegen Kampfstoffschädigungen u. a. m.

Wir fügen auch noch eine Abbildung (Abb. 43) der inneren Einteilung bei, die die ziemlich komplizierte Ausführung erkennen läßt. Auch dieser Verbandkasten setzt bei den Herstellern ein großes Maß von Kenntnissen und Sorgfalt voraus.

Nachdem wir im vorstehenden die bekanntesten Verbandkasten deutscher Dienststellen besprochen haben, sei nur kurz erwähnt, daß daneben noch zahlreiche Schränke, Taschen, Tornister usw. im Gebrauch sind, die einzeln aufzuführen, nicht angängig ist.

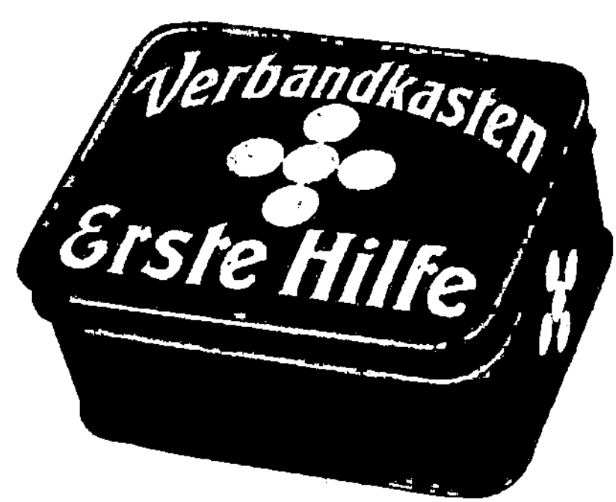

Abb. 45. Blech-Verbandkasten, hohe Form.

Es bleibt noch die Aufgabe, ein ungefähres Bild dessen zu geben, was an Verbandkästen für den Privatbedarf, für Schule, Haus, Landwirtschaft, Sport usw. gebraucht wird. Wollte man das erschöpfend tun, so ließe sich ein ganzes Buch füllen, und so ist es richtiger, sich mit einem kleinen Ausschnitt zu begnügen.

Man bevorzugt jetzt flache Verbandkasten aus Blech, weil sich diese besser unterbringen lassen als hohe.

Die hohen Verbandkästen ähnlich der Abb. 45 haben den Vorteil, daß etwaige Medizinflaschen aufrecht stehen können, während man bei flachen Kästen auf Beigabe von Medizinen verzichten oder die Flaschen hinlegen muß. So wird aus diesen Gründen immer noch Nachfrage nach hochgearbeiteten Verbandkästen sein.

Von den vielen Kastenarten für Privatbedarf sei nur ein kleiner Bruchteil bildlich dargestellt, um zu zeigen, wie man durch die ganze Ausstattung, besonders durch die Aufschrift, die Käufer anregen und durch ein Stichwort den Zweck eines Kastens kurz erläutern kann. Es wird stets Sache des Verbandstoff-Fabrikanten sein, seine Verbandkästen in gefälliger Farbzusammenstellung und möglichst mit einem den Zweck kennzeichnenden Stichwort herauszubringen. Ob man den Kasten mit oder ohne Verschluß bringt, hängt davon ab, ob er stets am gleichen Platze ruhig steht, oder ob man ihn auf Reisen oder im Freien mit sich führt.

Wir sehen eine „*Olympia-Sporthilfe*" (Abb. 46) für Sportler

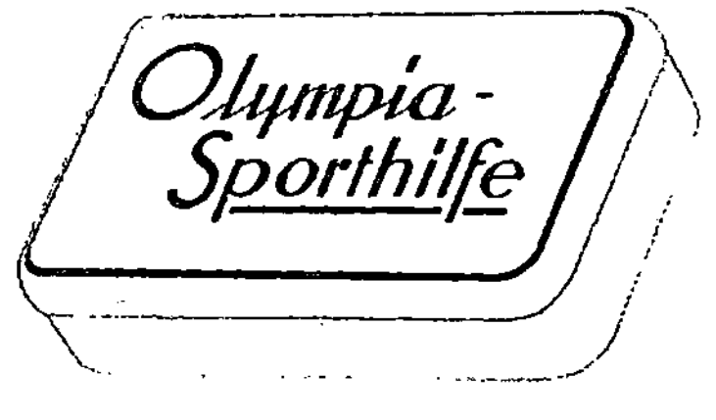

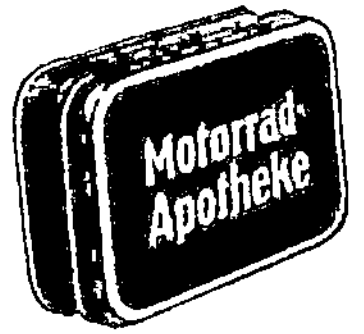

Abb. 46.   Abb. 47.

jeder Art, ferner ein kleines Kästchen, welches nach seiner Aufschrift dem *Motorradfahrer* (Abb. 47) dient, ein weiteres Kästchen (Abb. 48), welches für „Jedermann" bestimmt ist, also sowohl

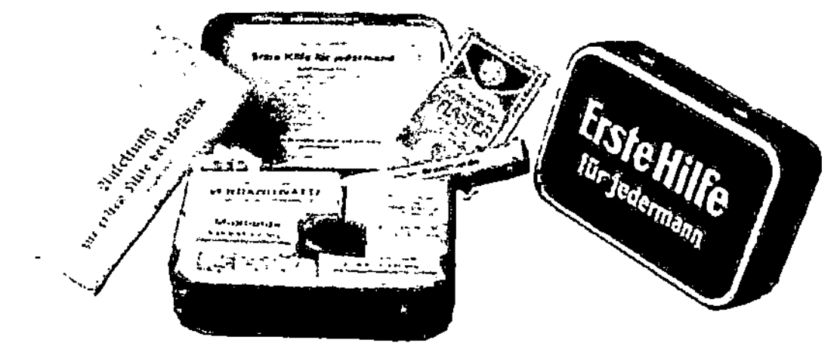

Abb. 48.

im Privathaushalt, wie in der Werkstatt, in Fremdenpensionen, abgelegenen Gehöften oder, wo es nur sei, Helfer sein soll. Das Kästchen mit Aufdruck *Notverband* (Abb. 49) kann zu allen möglichen Zwecken Verwendung finden, und es wird jedem Verbandstoff-Fabrikanten lieb sein, solch Kästchen mit allgemeingehaltenem Text zur Verfügung zu haben, um es dort, wo durch geringe Nachfrage ein Sonderdruck ausgeschlossen ist, verwenden zu können.

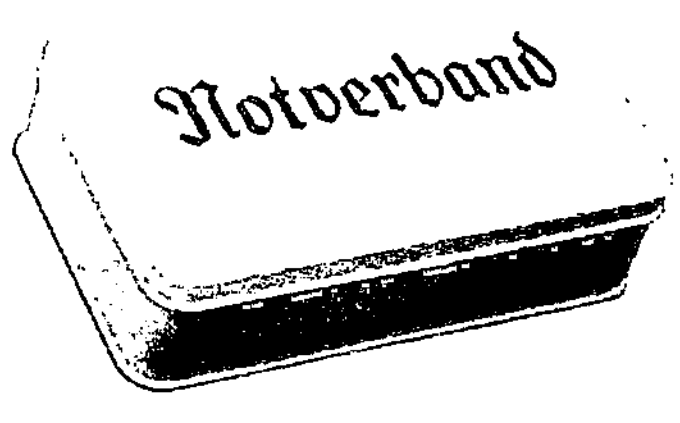

Abb. 49.

Auch *Holzverbandkästen* nach Art der Abb. 50 u. 51 stehen noch hoch in Gunst, und es gibt Leute genug, die bewußt Holzverbandkästen bevorzugen.

Schließlich führen wir *Taschenapothekenetuis* im Bilde vor, die neben Lederapotheken bei den Verbandstoff-Fabriken zu finden sind, die sich auf solche Artikel spezialisiert haben (Abb. 52).

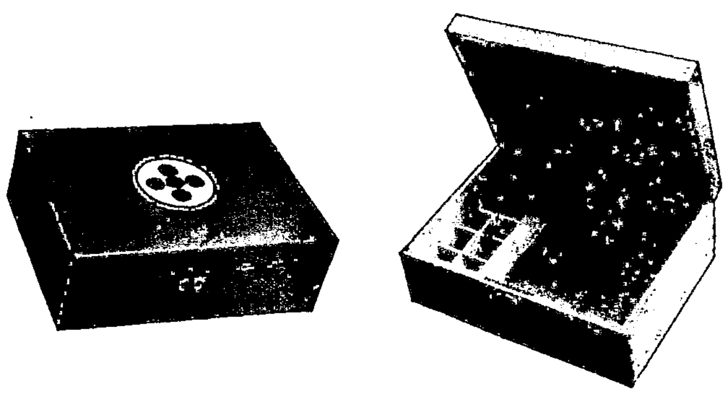

Abb. 50.   Abb. 51.
Holzverbandkasten, geschlossen und geöffnet.

Es wäre falsch, unsere Besprechung über Verbandkästen zu schließen ohne ein Gebiet zu berühren, welches vor wenigen Jahrzehnten ein reiches Arbeitsfeld für die Verbandstoffindustrie war, dann aber, als Folge des Krieges, ganz unseren Händen entglitt!

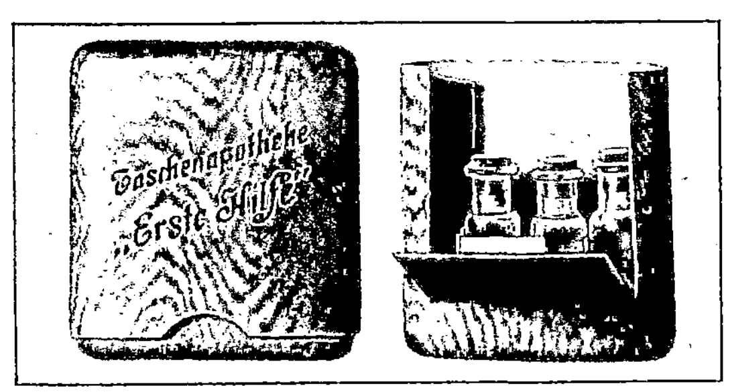

Abb. 52.

Wir meinen die Herstellung von *Verbandkästen und Apotheken für die Tropen*! Wir hoffen doch alle, daß in absehbarer Zeit unsere Kolonien wieder in unserer Hand sein werden, so daß der deutschen Verbandstoffindustrie dann auch die Aufgabe zufallen wird, für geeignete Tropenverbandkästen und Apotheken zu sorgen. Es muß eine Selbstverständlichkeit sein, daß deutsche Kolonisten nur Verbandkästen und Apotheken deutscher Herkunft verwenden, und so wird es notwendig sein, sich rechtzeitig auf dies Arbeitsgebiet einzustellen. Es sind ja nicht nur die Verbandstoffe und Medizinen, die in tropensicheren Packungen zu beschaffen sind, sondern vor allem sind Behälter zu wählen, die nicht nur luftdicht schließen, sondern auch aus solchem Material gearbeitet sind, daß sie den Schädigungen durch Termiten und andere Schädlinge zu widerstehen vermögen.

Es wird der deutschen Verbandstoffindustrie mit ihrer bekannten Gründlichkeit nicht schwer fallen, diesen Teil des deutschen Kolonialgebietes zurückzuerobern, zum Nutzen der deutschen Kolonisten und der deutschen Verbandstoffindustrie!

Hagers Handbuch der Pharmazeutischen Praxis. Für Apotheker, Arzneimittelhersteller, Drogisten, Ärzte und Medizinalbeamte. Unter Mitwirkung namhafter Fachleute vollständig neu bearbeitet und herausgegeben von Dr. **G. Frerichs**, o. Professor der Pharmaz. Chemie und Direktor des Pharmazeutischen Instituts der Universität Bonn, **G. Arends**, Medizinalrat, Apotheker in Chemnitz i. Sa., und Dr. **H. Zörnig**, o. Professor der Pharmakognosie und Direktor der Pharmazeutischen Anstalt der Universität Basel.

Erster Band: Mit 284 Abbildungen. XII, 1573 Seiten. 2. berichtigter Neudruck. 1938. Gebunden RM 63.—

Zweiter Band: Mit 426 Abbildungen. VI, 1579 Seiten. 2. berichtigter Neudruck. 1938. Gebunden RM 63.—

Neues Manual für die praktische Pharmazie. Als zweite Auflage des Manuals der Pharmazeutischen Zeitung neubearbeitet von deren letztem wissenschaftlichen Schriftleiter: Apotheker Dr. **Max Sido.** V, 274 Seiten. 1938. Gebunden RM 15.—

Die Tablettenfabrikation und ihre maschinellen Hilfsmittel. Von Med.-Rat **Georg Arends** und Dr. **Johannes Arends,** Chemnitz. Vierte, durchgearbeitete und wesentlich vermehrte Auflage. Mit 53 Textabbildungen. V, 219 Seiten. 1938. Gebunden RM 12.—

Die Fabrikation pharmazeutischer und chemisch-technischer Produkte. Von Dr. **Julius Schwyzer.** Mit 126 Textabbildungen. IX, 487 Seiten. 1931. Gebunden RM 42.—

Fabrikationsmethoden für galenische Arzneimittel und Arzneiformen. Von **Josef Weichherz** und **Julius Schröder.** (Technisch-gewerbliche Bücher, Band 5.) Mit 344 Abbildungen im Text. VI, 350 Seiten. 1930. Gebunden RM 28.50
(Verlag von Julius Springer / Wien)

Buchheister-Ottersbach, Handbuch der Drogisten-Praxis. Ein Lehr- und Nachschlagebuch für Drogisten, Farbwarenhändler usw. Von **G. A. Buchheister.** Erster Band. Sechzehnte, neubearbeitete und vermehrte Auflage. Von **Georg Ottersbach** in Hamburg-Volksdorf. Mit 595 Abbild. XIV, 1372 Seiten. 1938. Gebunden RM 36.—

Buchheister-Ottersbach, Vorschriftenbuch für Drogisten. Die Herstellung der gebräuchlichen Verkaufsartikel. Von **G. A. Buchheister.** Zwölfte, neubearbeitete Auflage. Von **Georg Ottersbach,** Hamburg-Volksdorf (Bildet Band II vom „Handbuch der Drogisten-Praxis". Ein Lehr- und Nachschlagebuch für Drogisten, Farbwarenhändler usw.) X, 821 Seiten. 1938. Gebunden RM 24.—

Zu beziehen durch jede Buchhandlung